U0147431

中医必背蓝宝书

（大字拼音版）

zhōngyī bìbèi lánbǎoshū

主　编　刘更生
副主编　郭　栋
编　委　张庆祥　张思超　张永臣
　　　　宋咏梅　王　欣　艾　莹
　　　　赵翔凤

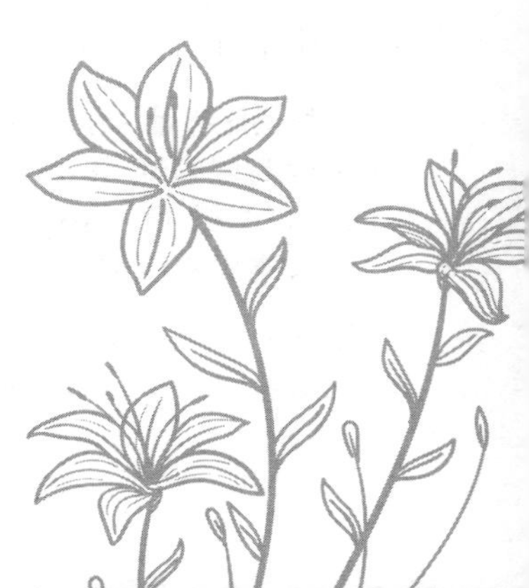

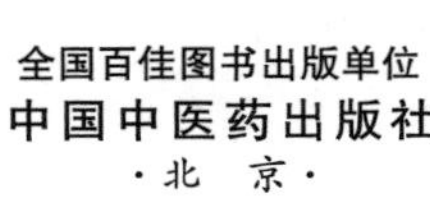

图书在版编目（CIP）数据
中医必背蓝宝书：大字拼音版/刘更生主编．—北京：中国中医药出版社，2023.11
ISBN 978-7-5132-8235-2

Ⅰ.①中…　Ⅱ.①刘…　Ⅲ.①中医学-基本知识　Ⅳ.①R2

中国国家版本馆 CIP 数据核字（2023）第 111168 号

中国中医药出版社出版
北京经济技术开发区科创十三街 31 号院二区 8 号楼
邮政编码　100176
传真　010-64405721
山东临沂新华印刷物流集团有限责任公司印刷
各地新华书店经销

开本 880×1230　1/32　印张 8.25　字数 255 千字
2023 年 11 月第 1 版　2023 年 11 月第 1 次印刷
书号　ISBN 978-7-5132-8235-2

定价　88.00 元
网址　www.cptcm.com

服务热线　010-64405510
购书热线　010-89535836
维权打假　010-64405753

微信服务号　zgzyycbs
微商城网址　https://kdt.im/LIdUGr
官方微博　http://e.weibo.com/cptcm
天猫旗舰店网址　https://zgzyycbs.tmall.com

如有印装质量问题请与本社出版部联系（010-64405510）

中医的根底

（朱序）

治中国传统学问历来是讲究根底的，而且这根底必须在入门时就牢牢打下。学中医自不例外，入门首先要过的就是背诵这一关，练背功是中医立根底、打基础的不二法门。

背诵的内容不外乎“经”与“用”两方面：“经”是指备受推崇、历久弥新的中医经典著作；“用”是确切实用的中医基本知识。文以载道，中医经典是中医学术和中医思维的载体，只有经典烂熟于心，才能领悟中医之精妙，临证如有源头活水，底气充足，思路灵活，疗效确切。“自古医家出经典”，经典的功夫越深，发展的后劲越大，这是古今医家成才的共同经验。

墨子云：“志不强者，智不达。”背诵是一项颇费工夫的事，而且是别人不能代行的，只有自己去下一番苦工夫，才能得其精髓。诵读只有“吃苦在前”，才能“享受在后”，不能等到理解了再背诵，因为理解是没有止境的。经典的奥义，只有先背下来再去体会才真切。所谓“书读百遍，其义自见”，即是此意。

中医的根底在于背诵经典，近来已成共识。但“背什么、背多少、如何背”却让初入门径者莫衷一是，甚或有些迷茫。山东中医药大学刘更生教授等于2003年即编《中医经典必背》，印行数千册，颇得师生好评。今又在此基础上，集思广益，精心编辑《中医必背红宝书》《中医必背蓝宝书》，内容既有《内》《难》《伤寒》等中医经典，又有中药、方剂、诊法、针灸等歌赋，选择精审，方便实用。名曰“必背”，实亦中医入门之必备。

乐此嘉善之举，故为之序。

朱良春谨识于南通此间家苑

庚寅夏月耄耋九十四

编写说明

背诵经典是学习中医必修的功课，有些内容需要通过反复诵读，做到出口成章。但背什么、背多少、怎么背，则常常使初学者感到困惑。为此，我们曾于2003年编写《中医经典必背》在山东中医药大学内部印行，获得了学生的广泛好评。在此基础上，又结合《名老中医之路》中97名前辈的背诵经验，精选重要内容，于2010年编成《中医必背红宝书》《中医必背蓝宝书》，以供初学者诵读之需。

《中医必背红宝书》精选中医经典中的重要篇章、段落、条文，包括《黄帝内经素问》《灵枢经》《难经》《神农本草经》《伤寒论》《金匮要略》《温热论》《温病条辨》。《中医必背蓝宝书》为中医基本知识，包括总括、中药、方剂、诊法、针灸5个部分，主要选取实用、易记的歌赋。两书出版以来，广受读者欢迎，分别于2016年、2022年修订，形成第2、3版。

诵读的基础，是要掌握准确的读音。但对于初学者来说，难识的古字、特殊的中医读音，还有多音字及古今读音的变异，都是很大的困扰。因此，我们编写了《中医必背红宝书》《中医必背蓝宝书》大字拼音版，为中医初学者诵读提供更大的方便。

一、编写原则与使用方法

1.《黄帝内经素问》《灵枢经》以人民卫生出版社 1963 年排印本为底本，《难经》以 1956 年人民卫生出版社影印《难经集注》为底本，《神农本草经》以 1995 年人民卫生出版社《神农本草经辑注》为底本，《伤寒论》以 2004 年中国中医药出版社新世纪全国高等中医药院校七年制规划教材为底本，《金匮要略》以 1985 年上海科学技术出版社高等医药院校教材《金匮要略讲义》为底本，其余基本上按教材或通行本选录。

2. 所选内容只录原文，不含原书注释，亦不加新的注释。欲详细了解及深入理解各书内容，当阅读原书。

3. 底本中的繁体字改为规范简体字，明显误字及影响初学者阅读的个别文字径改为规范正字，其余文字遵从底本。

4.《黄帝内经素问》《灵枢经》各篇未全选者，于所选部分前冠以“★”。

5. 条文有序号者，均以阿拉伯数字置于正文之前。方歌按方名笔画排序。

6. 背诵内容及次序可根据个人专业、能力加以选择。

二、注音原则

1. 按《中华人民共和国国家通用语言文字法》规定的《汉语拼音方案》注音。

2. 主要依据《现代汉语词典》，参考《王力古汉语字典》，并结合字义、前后文义及语境而注音，不强求还原古音。

3. 按直达本义的原则，凡多音字、古今字、通假字等直接注其表达此处文义的读音。如“和于术数”的“数”，注“shù”音；“脉浮数”的“数”，注“shuò”音；“罢极之本”的“罢”，注“pí”音；“被发缓形”的“被”，古同“披”，注“pī”音。

对古籍全文注音，看似简单，实则不易。我们虽然对每个字都进行了认真审读，但仍难以保证字字准确。若有错误，望读者批评指正。

山东中医药大学　刘更生

2023年3月

dà yī jīng chéng

大医精诚

sūn sī miǎo

孙思邈

zhāng zhàn yuē fú jīng fāng zhī nán jīng yóu lái shàng yǐ jīn
张湛曰：夫经方之难精，由来尚矣。今
bìng yǒu nèi tóng ér wài yì yì yǒu nèi yì ér wài tóng gù wǔ zàng liù
病有内同而外异，亦有内异而外同，故五脏六
fǔ zhī yíng xū xuè mài yíng wèi zhī tōng sè gù fēi ěr mù zhī suǒ chá
腑之盈虚，血脉荣卫之通塞，固非耳目之所察，
bì xiān zhěn hòu yǐ shěn zhī ér cùn kǒu guān chǐ yǒu fú chén xián jǐn zhī
必先诊候以审之。而寸口关尺有浮沉弦紧之
luàn shù xué liú zhù yǒu gāo xià qiǎn shēn zhī chā jī fū jīn gǔ yǒu hòu
乱，俞穴流注有高下浅深之差，肌肤筋骨有厚
báo gāng róu zhī yì wéi yòng xīn jīng wēi zhě shǐ kě yǔ yán yú zī yǐ
薄刚柔之异，唯用心精微者，始可与言于兹矣。
jīn yǐ zhì jīng zhì wēi zhī shì qiú zhī yú zhì cū zhì qiǎn zhī sī qí bù dài
今以至精至微之事，求之于至粗至浅之思，其不殆
zāi ruò yíng ér yì zhī xū ér sǔn zhī tōng ér chè zhī sè ér yōng
哉！若盈而益之，虚而损之，通而彻之，塞而壅
zhī hán ér lěng zhī rè ér wēn zhī shì zhòng jiā qí jí ér wàng
之，寒而冷之，热而温之，是重加其疾，而望
qí shēng wú jiàn qí sǐ yǐ gù yī fāng bǔ shì yì néng zhī nán jīng
其生，吾见其死矣。故医方卜筮，艺能之难精
zhě yě jì fēi shén shòu hé yǐ dé qí yōu wēi shì yǒu yú zhě dú
者也。既非神授，何以得其幽微。世有愚者，读

fāng sān nián biàn wèi tiān xià wú bìng kě zhì jí zhì bìng sān nián
方三年，便谓天下无病可治；及治病三年，
nǎi zhī tiān xià wú fāng kě yòng gù xué zhě bì xū bó jí yī yuán jīng
乃知天下无方可用。故学者必须博极医源，精
qín bù juàn bù dé dào tīng tú shuō ér yán yī dào yǐ liǎo shēn zì
勤不倦，不得道听途说，而言医道已了，深自
wù zāi
误哉！

fán dà yī zhì bìng bì dāng ān shén dìng zhì wú yù wú qiú xiān
凡大医治病，必当安神定志，无欲无求，先
fā dà cí cè yǐn zhī xīn shì yuàn pǔ jiù hán líng zhī kǔ ruò yǒu jí è lái
发大慈恻隐之心，誓愿普救含灵之苦。若有疾厄来
qiú jiù zhě bù dé wèn qí guì jiàn pín fù zhǎng yòu yán chī yuàn qīn
求救者，不得问其贵贱贫富，长幼妍蚩，怨亲
shàn yǒu huá yí yú zhì pǔ tóng yī děng jiē rú zhì qīn zhī xiǎng
善友，华夷愚智，普同一等，皆如至亲之想。
yì bù dé zhān qián gù hòu zì lǜ jí xiōng hù xī shēn mìng jiàn bǐ
亦不得瞻前顾后，自虑吉凶，护惜身命。见彼
kǔ nǎo ruò jǐ yǒu zhī shēn xīn qī chuàng wù bì xiǎn xī zhòu yè
苦恼，若己有之，深心凄怆。勿避险巇，昼夜
hán shǔ jī kě pí láo yī xīn fù jiù wú zuò gōng fū xíng jì zhī xīn
寒暑，饥渴疲劳，一心赴救，无作功夫形迹之心。
rú cǐ kě wéi cāng shēng dà yī fǎn cǐ zé shì hán líng jù zéi zì gǔ
如此可为苍生大医，反此则是含灵巨贼。自古
míng xián zhì bìng duō yòng shēng mìng yǐ jì wēi jí suī yuē jiàn chù
名贤治病，多用生命以济危急，虽曰贱畜
guì rén zhì yú ài mìng rén chù yī yě sǔn bǐ yì jǐ wù qíng tóng
贵人，至于爱命，人畜一也，损彼益已，物情同
huàn kuàng yú rén hū fú shā shēng qiú shēng qù shēng gèng
患，况于人乎？夫杀生求生，去生更
yuǎn wú jīn cǐ fāng suǒ yǐ bù yòng shēng mìng wéi yào zhě liáng
远。吾今此方，所以不用生命为药者，良
yóu cǐ yě qí méng chóng shuǐ zhì zhī shǔ shì yǒu xiān sǐ zhě zé
由此也。其虻虫、水蛭之属，市有先死者，则

shì ér yòng zhī bú zài cǐ lì zhǐ rú jī luǎn yī wù yǐ qí hùn dùn
市而用之，不在此例。只如鸡卵一物，以其混沌
wèi fēn bì yǒu dà duàn yào jí zhī chù bù dé yǐ yǐn rěn ér yòng zhī
未分，必有大段要急之处，不得已隐忍而用之。
néng bú yòng zhě sī wèi dà zhé yì suǒ bù jí yě qí yǒu huàn chuāng
能不用者，斯为大哲亦所不及也。其有患疮
yí xià lì chòu huì bù kě zhān shì rén suǒ wù jiàn zhě dàn fā cán
痍、下痢，臭秽不可瞻视，人所恶见者，但发惭
kuì qī lián yōu xù zhī yì bù dé qǐ yī niàn dì jiè zhī xīn shì wú
愧、凄怜、忧恤之意，不得起一念蒂芥之心，是吾
zhī zhì yě
之志也。

fú dà yī zhī tǐ yù dé chéng shén nèi shì wàng zhī yǎn rán
夫大医之体，欲得澄神内视，望之俨然；
kuān yù wāng wāng bù jiǎo bù mèi xǐng bìng zhěn jí zhì yì shēn
宽裕汪汪，不皎不昧；省病诊疾，至意深
xīn xiáng chá xíng hòu xiān háo wù shī chǔ pàn zhēn yào wú dé
心；详察形候，纤毫勿失；处判针药，无得
cēn cī suī yuē bìng yí sù jiù yào xū lín shì bù huò wéi dāng shěn
参差。虽曰病宜速救，要须临事不惑。唯当审
dì tán sī bù dé yú xìng mìng zhī shàng shuài ěr zì chěng jùn kuài
谛覃思，不得于性命之上，率尔自逞俊快，
yāo shè míng yù shèn bù rén yǐ yòu dào bìng jiā zòng qǐ luó mǎn
邀射名誉，甚不仁矣。又到病家，纵绮罗满
mù wù zuǒ yòu gù miǎn sī zhú còu ěr wú dé sì yǒu suǒ yú
目，勿左右顾眄；丝竹凑耳，无得似有所娱；
zhēn xiū dié jiàn shí rú wú wèi líng lù jiān chén kàn yǒu ruò wú
珍羞迭荐，食如无味；醽醁兼陈，看有若无。
suǒ yǐ ěr zhě fú yī rén xiàng yú mǎn táng bù lè ér kuàng bìng
所以尔者，夫一人向隅，满堂不乐，而况病
rén kǔ chǔ bù lí sī xū ér yī zhě ān rán huān yú ào rán zì dé
人苦楚，不离斯须，而医者安然欢娱，傲然自得，
zī nǎi rén shén zhī suǒ gòng chǐ zhì rén zhī suǒ bù wèi sī gài yī zhī
兹乃人神之所共耻，至人之所不为。斯盖医之

běn yì yě
本意也。

fú wèi yī zhī fǎ bù dé duō yǔ tiáo xiào tán xuè xuān huá dào
夫为医之法，不得多语调笑，谈谑喧哗，道
shuō shì fēi yì lùn rén wù xuàn yào shēng míng zī huǐ zhū yī zì
说是非，议论人物，炫耀声名，訾毁诸医，自
jīn jǐ dé ǒu rán zhì chài yī bìng zé áng tóu dài miàn ér yǒu zì xǔ
矜己德。偶然治瘥一病，则昂头戴面，而有自许
zhī mào wèi tiān xià wú shuāng cǐ yī rén zhī gāo huāng yě
之貌，谓天下无双，此医人之膏肓也。

lǎo jūn yuē rén xíng yáng dé rén zì bào zhī rén xíng yīn dé
老君曰：人行阳德，人自报之；人行阴德，
guǐ shén bào zhī rén xíng yáng è rén zì bào zhī rén xíng yīn è
鬼神报之。人行阳恶，人自报之；人行阴恶，
guǐ shén hài zhī xún cǐ èr tú yīn yáng bào shī qǐ wū yě zāi suǒ
鬼神害之。寻此二途，阴阳报施，岂诬也哉。所
yǐ yī rén bù dé shì jǐ suǒ cháng zhuān xīn jīng lüè cái wù dàn zuò jiù
以医人不得恃己所长，专心经略财物，但作救
kǔ zhī xīn yú míng yùn dào zhōng zì gǎn duō fú zhě ěr yòu bù dé
苦之心，于冥运道中，自感多福者耳。又不得
yǐ bǐ fù guì chǔ yǐ zhēn guì zhī yào lìng bǐ nán qiú zì xuàn gōng
以彼富贵，处以珍贵之药，令彼难求，自炫功
néng liàng fēi zhōng shù zhī dào zhì cún jiù jì gù yì qǔ suì lùn zhī
能，谅非忠恕之道。志存救济，故亦曲碎论之，
xué zhě bù kě chǐ yán zhī bǐ lǐ yě
学者不可耻言之鄙俚也。

目　录

总括

yī xué sān zì jīng
医学三字经

yī xué yuán liú dì yī
医学源流第一

yī zhī shǐ běn qí huáng
医之始，本岐黄，

líng shū zuò sù wèn xiáng
《灵枢》作，《素问》详，

nàn jīng chū gèng yáng yáng
《难经》出，更洋洋。

yuè hàn jì yǒu nán yáng
越汉季，有南阳，

liù jīng biàn shèng dào zhāng
六经辨，圣道彰，

shāng hán zhù jīn guì cáng
《伤寒》著，《金匮》藏，

chuí fāng fǎ lì jīn liáng
垂方法，立津梁。

lǐ táng hòu yǒu qiān jīn
李唐后，有《千金》，

wài tái jì zhòng yī lín
《外台》继，重医林。

hòu zuò zhě jiàn jìn yín
后作者，渐浸淫，

hóng zǐ sè zhèng wèi yīn
红紫色，郑卫音。

dài dōng yuán　zhòng pí wèi
迨东垣，重脾胃，
wēn zào xíng　shēng qīng qì
温燥行，升清气，
suī wèi chún　yì zú guì
虽未醇，亦足贵。
ruò hé jiān　zhuān zhǔ huǒ
若河间，专主火，
zūn zhī jīng　duàn zì wǒ
遵之经，断自我，
yī èr fāng　qí ér tuǒ
一二方，奇而妥。
dān xī chū　hǎn yǔ chóu
丹溪出，罕与俦，
yīn yí bǔ　yáng wù fú
阴宜补，阳勿浮，
zá bìng fǎ　sì zì qiú
杂病法，四字求。
ruò zǐ hé　zhǔ gōng pò
若子和，主攻破，
zhòng bìng liáng　wù tài guò
中病良，勿太过。
sì dà jiā　shēng míng zào
四大家，声名噪，
bì dú shū　cuò míng hào
必读书，错名号。
míng yǐ hòu　xū zhuó liàng
明以后，须酌量，
xiáng ér bèi　wáng kěn táng
详而备，王肯堂。

xuē shì àn　shuō qí qiáng
薛氏按，说骑墙。

shì cái shuō　shǒu qí cháng
士材说，守其常。

jǐng yuè chū　zhù xīn fāng
景岳出，著新方。

shí wán xù　wēn bǔ xiāng
石顽续，温补乡。

xiàn kě lùn　hé èr zhāng
献可论，合二张。

zhěn mài fǎ　bīn hú áng
诊脉法，濒湖昂。

shù zǐ zhě　gè yì cháng
数子者，各一长，

kuí zhū gǔ　yì huāng táng
揆诸古，亦荒唐，

cháng shā shì　shàng páng huáng
长沙室，尚彷徨。

wéi yùn bó　néng xiàn zhāng
惟韵伯，能宪章。

xú yóu zhù　běn yù chāng
徐尤著，本喻昌。

dà zuò zhě　tuī qián táng
大作者，推钱塘，

qǔ fǎ shàng　dé cí háng
取法上，得慈航。

zhòng fēng dì èr
中风第二

rén bǎi bìng　shǒu zhòng fēng
人百病，首中风，

zhòu rán dé bā fāng tōng
骤然得，八方通。

bì yǔ tuō dà bù tóng
闭与脱，大不同，

kāi xié bì xù mìng xióng
开邪闭，续命雄，

gù qì tuō shēn fù gōng
固气脱，参附功。

gù qí míng sī qí yì
顾其名，思其义，

ruò shě fēng fēi qí zhì
若舍风，非其治。

huǒ qì tán sān zǐ bèi
火气痰，三子备，

bù wéi zhòng míng wéi lèi
不为中，名为类，

hé ér yán xiǎo jiā jì
合而言，小家技。

yīn wāi xié hūn pū dì
喑㖞斜，昏仆地，

jí jiù xiān róu rùn cì
急救先，柔润次，

tián qiào fāng zōng jīn guì
填窍方，宗《金匮》。

xū láo dì sān
虚痨第三

xū láo bìng cóng hé qǐ
虚痨病，从何起，

qī qíng shāng shàng sǔn shì
七情伤，上损是，

guī pí tāng　èr yáng zhǐ
归脾汤，二阳旨。

xià sǔn yóu　fáng wéi ěr
下损由，房帏迩，

shāng yuán yáng　kūi shèn shuǐ
伤元阳，亏肾水，

shèn shuǐ kūi　liù wèi nǐ
肾水亏，六味拟。

yuán yáng shāng　bā wèi shǐ
元阳伤，八味使，

gè yī shū　jì zhǐ cǐ
各医书，技止此。

gān yào tiáo　huí shēng lǐ
甘药调，回生理，

jiàn zhōng tāng　jīn guì guǐ
建中汤，《金匮》轨，

shǔ yù wán　fēng qì mǐ
薯蓣丸，风气弭，

zhè chóng wán　gān xuè yǐ
䗪虫丸，干血已，

èr shén fāng　néng qǐ sǐ
二神方，能起死。

ké sòu dì sì
咳嗽第四

qì shàng qiàng　ké sòu shēng
气上呛，咳嗽生，

fèi zuì zhòng　wèi fēi qīng
肺最重，胃非轻。

fèi rú zhōng　zhuàng zé míng
肺如钟，撞则鸣，

fēng hán rù　wài zhuàng míng
风寒入，外撞鸣，

láo sǔn jī　nèi zhuàng míng
痨损积，内撞鸣。

shuí zhì wài　liù ān xíng
谁治外，六安行，

shuí zhì nèi　xū láo chéng
谁治内，虚痨程，

jiā shuǐ qì　xiǎo lóng píng
夹水气，小龙平，

jiān yù huǒ　xiǎo chái qīng
兼郁火，小柴清，

jiāng xì wèi　yì qí pēng
姜细味，一齐烹，

cháng shā fǎ　xì ér jīng
长沙法，细而精。

nüè jí dì wǔ
疟疾第五

nüè wéi bìng　shǔ shào yáng
疟为病，属少阳，

hán yǔ rè　ruò huí xiáng
寒与热，若回翔，

rì yì fā　yì wú shāng
日一发，亦无伤，

sān rì zuò　shì chāng kuáng
三日作，势猖狂。

zhì zhī fǎ　xiǎo chái fāng
治之法，小柴方，

rè piān shèng　jiā qīng liáng
热偏盛，加清凉，

hán piān zhòng　jiā guì jiāng
寒偏重，加桂姜，
xié qì shèng　qù shēn liáng
邪气盛，去参良，
cháng shān rù　lì bèi qiáng
常山入，力倍强。
dà xū zhě　dú shēn tāng
大虚者，独参汤，
dān hán pìn　lǐ zhōng kuāng
单寒牝，理中匡，
dān rè dān　bái hǔ xiáng
单热瘅，白虎详。
fǎ wài fǎ　biàn wēi máng
法外法，辨微茫，
xiāo yīn yì　zhì yáng guāng
消阴翳，制阳光，
tài pú zhù　shèn wù wàng
太仆注，慎勿忘。

lì zhèng dì liù
痢证第六

shī rè shāng　chì bái lì
湿热伤，赤白痢，
rè shèng shī　chì lì zì
热胜湿，赤痢渍，
shī shèng rè　bái lì zhuì
湿胜热，白痢坠，
tiáo xíng zhēn　xū qiè jì
调行箴，须切记。
sháo yào tāng　rè shèng ěr
芍药汤，热盛饵，

píng wèi jiā　hán shī shì
平胃加，寒湿试。

rè bù xiū　sǐ bú zhì
热不休，死不治，

lì mén fāng　jiē suǒ jì
痢门方，皆所忌。

guì gě tóu　gǔ xié chū
桂葛投，鼓邪出，

wài shū tōng　nèi chàng suì
外疏通，内畅遂，

jiā yán shū　dú dé mì
嘉言书，独得秘，

yù yì　cún　bǔ　jīn guì
《寓意》存，补《金匮》。

xīn fù tòng xiōng bì dì qī
心腹痛胸痹第七

xīn wèi téng　yǒu jiǔ zhǒng
心胃疼，有九种，

biàn xū shí　míng qīng zhòng
辨虚实，明轻重，

tòng bù tōng　qì xuè yōng
痛不通，气血壅，

tōng bú tòng　tiáo hé fèng
通不痛，调和奉。

yī chóng tòng　wū méi wán
一虫痛，乌梅丸；

èr zhù tòng　sū hé yán
二注痛，苏合研；

sān qì tòng　xiāng sū zhuān
三气痛，香苏专；

sì xuè tòng　shī xiào xiān
四血痛，失笑先；
wǔ jì tòng　miào xiāng quán
五悸痛，妙香诠；
liù shí tòng　píng wèi jiān
六食痛，平胃煎；
qī yǐn tòng　èr chén yàn
七饮痛，二陈咽；
bā lěng tòng　lǐ zhōng quán
八冷痛，理中全；
jiǔ rè tòng　jīn líng quán
九热痛，金铃痊。
fù zhōng tòng　zhào zhū piān
腹中痛，照诸篇。
jīn guì　fǎ　kě huí tiān
《金匮》法，可回天，
zhū fāng lùn　yào quán quán
诸方论，要拳拳。
yòu xiōng bì　fēi ǒu rán
又胸痹，非偶然，
xiè bái jiǔ　miào zhuǎn xuán
薤白酒，妙转旋，
xū hán zhě　jiàn zhōng tián
虚寒者，建中填。

gé shí fǎn wèi dì bā
隔食反胃第八

gé shí bìng　jīn yè gān
隔食病，津液干，
wèi wǎn bì　gǔ shí nán
胃脘闭，谷食难。

shí xián fǎ　zuǒ guī cān
时贤法，左归餐，

wèi yīn zhǎn　bēn mén kuān
胃阴展，贲门宽。

qǐ gé yǐn　lǐ yì bān
启膈饮，理一般，

tuī zhì lǐ　chōng mài gān
推至理，冲脉干。

dà bàn xià　jiā mì ān
大半夏，加蜜安，

jīn guì　mì　zǐ xì kàn
《金匮》秘，仔细看。

ruò fǎn wèi　shí kě tàn
若反胃，实可叹，

zhāo mù tù　fēn bié kàn
朝暮吐，分别看，

fá huǒ huà　shǔ xū hán
乏火化，属虚寒，

wú yú yǐn　dú fù wán
吴萸饮，独附丸，

liù jūn lèi　jù shén dān
六君类，俱神丹。

qì chuǎn dì jiǔ
气喘第九

chuǎn cù zhèng　zhì fēn mén
喘促证，治分门，

lǔ mǎng bèi　zhǐ zhēn yuán
卤莽辈，只贞元，

yīn mái shèng　lóng léi bēn
阴霾盛，龙雷奔。

shí chuǎn zhě　tán yǐn yuán
实喘者，痰饮援，
tíng lì yǐn　shí zǎo tāng
葶苈饮，十枣汤，
qīng lóng bèi　chè qí fān
青龙辈，撤其藩。
xū chuǎn zhě　bǔ ér wēn
虚喘者，补而温，
guì líng lèi　shèn qì lùn
桂苓类，肾气论。
píng chōng nì　xiè bēn tún
平冲逆，泄奔豚，
zhēn wǔ jì　zhì qí yuán
真武剂，治其源。
jīn shuǐ mǔ　zhǔ zhū kūn
金水母，主诸坤，
liù jūn zǐ　miào nán yán
六君子，妙难言，
tā biāo jì　wàng běn gēn
他标剂，忘本根。

xuè zhèng dì shí

血证第十

xuè zhī dào　huà zhōng jiāo
血之道，化中焦，
běn chōng rèn　zhōng gài jiāo
本冲任，中溉浇，
wēn jī còu　wài xiāo yáo
温肌腠，外逍遥，
liù yín bī　jīng dào yáo
六淫逼，经道摇，

yí biǎo sàn　má sháo tiáo
宜表散，麻芍条。

qī qíng bìng　yì rú cháo
七情病，溢如潮，

yǐn dǎo fǎ　cǎo jiāng tiáo
引导法，草姜调。

wēn shè fǎ　lǐ zhōng chāo
温摄法，理中超，

liáng xiè fǎ　lìng yū xiāo
凉泻法，令瘀消，

chì dòu sǎn　xià xuè biāo
赤豆散，下血标。

ruò huáng tǔ　shí qiáo qiáo
若黄土，实翘翘，

yí qiè xuè　cǐ fāng ráo
一切血，此方饶。

shuǐ zhǒng dì shí yī
水肿第十一

shuǐ zhǒng bìng　yǒu yīn yáng
水肿病，有阴阳，

biàn qīng lì　yīn shuǐ yāng
便清利，阴水殃，

biàn duǎn suō　yáng shuǐ shāng
便短缩，阳水伤。

wǔ pí yǐn　yuán huà fāng
五皮饮，元化方，

yáng shuǐ shèng　jiā tōng fáng
阳水盛，加通防；

yīn shuǐ shèng　jiā guì jiāng
阴水盛，加桂姜。

zhī shí zhǒng　luó zhǐ shāng
知实肿，萝枳商，
zhī xū zhǒng　shēn zhú liáng
知虚肿，参术良，
jiān chuǎn cù　zhēn wǔ tāng
兼喘促，真武汤。
cóng sú hǎo　bié dī áng
从俗好，别低昂，
wǔ shuǐ biàn　jīn guì　xiáng
五水辨，《金匮》详，
bǔ tiān shǒu　shí èr fāng
补天手，十二方，
jiān sī dào　wù yán liáng
肩斯道，勿炎凉。

zhàng mǎn gǔ zhàng dì shí èr
胀满蛊胀第十二

zhàng wéi bìng　biàn shí xū
胀为病，辨实虚，
qì zhòu zhì　qī qì shū
气骤滞，七气疏，
mǎn jù àn　qī wù qū
满拒按，七物祛，
zhàng bì tòng　sān wù chú
胀闭痛，三物锄。
ruò xū zhàng　qiě chóu chú
若虚胀，且踌躇，
zhōng yāng jiàn　sì páng rú
中央健，四旁如，
cān zhú diǎn　dà dì yú
参竺典，大地舆。

dān fù zhàng　shí nán chú
单腹胀，实难除，
shān fēng guà　zhǐ nán chē
山风卦，指南车，
yì　zhōng zhǐ　fèi jū zhū
《易》中旨，费居诸。

shǔ zhèng dì shí sān
暑证第十三

shāng shǔ zhèng　dòng jìng shāng
伤暑证，动静商，
dòng ér dé　rè wéi yāng
动而得，热为殃，
liù yī sǎn　bái hǔ tāng
六一散，白虎汤。
jìng ér dé　qǐ tān liáng
静而得，起贪凉，
wù hán xiàng　rè yú cháng
恶寒象，热逾常，
xīn fán biàn　qiè mò wàng
心烦辨，切莫忘。
xiāng rú yǐn　yǒu zhuān cháng
香薷饮，有专长，
dà shùn sǎn　cóng zhèng fāng
大顺散，从症方，
shēng mài sǎn　jiǔ fú kāng
生脉散，久服康。
dōng yuán fǎ　fáng qì shāng
东垣法，防气伤，
zá shuō qǐ　dào fú zhāng
杂说起，道弗彰。

ruò jīng yùn　zǔ zhòng shī
若精蕴，祖仲师，

tài yáng bìng　zhǐ zài zī
太阳病，旨在兹。

jīng mài biàn　biāo běn qí
经脉辨，标本歧，

lín zhèng biàn　fǎ wài sī
临证辨，法外思，

fāng liǎng chū　dà shén qí
方两出，大神奇。

xiè xiè dì shí sì
泄泻第十四

shī qì shèng　wǔ xiè chéng
湿气胜，五泻成，

wèi líng sǎn　jué gōng hóng
胃苓散，厥功宏，

shī ér lěng　yú fù xíng
湿而冷，萸附行，

shī yǒu rè　lián qín chéng
湿有热，连芩程，

shī jiā jī　qū zhā yíng
湿夹积，曲楂迎，

xū jiān shī　shēn fù líng
虚兼湿，参附苓。

pí shèn xiè　jìn tiān míng
脾肾泻，近天明，

sì shén fú　wù fēn gēng
四神服，勿纷更。

héng fǎ wài　nèi jīng jīng
恒法外，《内经》精，

chángzàngshuō dé qí qíng
肠脏说，得其情，
xiè xīn lèi tè dīngníng
泻心类，特叮咛。

xuàn yūn dì shí wǔ
眩晕第十五

xuànyūnzhèng jiē shǔgān
眩晕症，皆属肝，
gānfēngmù xiànghuǒgān
肝风木，相火干，
fēnghuǒdòng liǎngdòngtuán
风火动，两动抟，
tóuxuánzhuǎn yǎnfēnfán
头旋转，眼纷繁，
xū tánhuǒ gè fēnguān
虚痰火，各分观，
jiū qí zhǐ zǒng yī bān
究其旨，总一般。
tánhuǒkàng dà huáng ān
痰火亢，大黄安，
shàng xū shèn lù róngcān
上虚甚，鹿茸餐，
yù xià qǔ qiú qí duān
欲下取，求其端，
zuǒ guī yǐn zhèngyuándān
左归饮，正元丹。

ǒu yuě tǔ dì shí liù
呕哕吐第十六 è nì fù 呃逆附

ǒu tǔ yuě jiē shǔwèi
呕吐哕，皆属胃，

èr chén jiā　shí yī guì
二陈加，时医贵，

yù hán jīng　nán fǎng fú
《玉函经》，难仿佛，

xiǎo chái hú　shào yáng wèi
小柴胡，少阳谓，

wú zhū yú　píng suān wèi
吴茱萸，平酸味。

shí yǐ tù　wèi rè fèi
食已吐，胃热沸，

huáng cǎo tāng　xià qí qì
黄草汤，下其气。

shí bú rù　huǒ kān wèi
食不入，火堪畏，

huáng lián tāng　wéi jīng wěi
黄连汤，为经纬。

ruò è nì　dài zhě huì
若呃逆，代赭汇。

diān kuáng xián dì shí qī
癫狂痫第十七

chóng yáng kuáng　chóng yīn diān
重阳狂，重阴癫，

jìng yīn xiàng　dòng yáng xuān
静阴象，动阳宣。

kuáng duō shí　tán yí juān
狂多实，痰宜蠲，

diān xū fā　shí bǔ tiān
癫虚发，石补天。

hū chù nuò　xián bìng rán
忽搐搦，痫病然，

wǔ chù zhuàng tù tán xián
五畜状，吐痰涎。

yǒu shēng bìng lì suì nián
有生病，历岁年。

huǒ qì kàng lú huì píng
火气亢，芦荟平，

tán jī gù dān fán chuān
痰积痼，丹矾穿。

sān zhèng běn jué yīn qiān
三证本，厥阴愆，

tǐ yòng biàn biāo běn qiān
体用变，标本迁，

fú suǒ zhǔ suǒ yīn xiān
伏所主，所因先。

shōu sàn hù nì cóng lián
收散互，逆从连，

hé zhōng qì miào zhuǎn xuán
和中气，妙转旋，

wù dào cǐ zhì lì quán
悟到此，治立痊。

wǔ lìn lóng bì chì bái zhuó yí jīng dì shí bā
五淋癃闭赤白浊遗精第十八

wǔ lìn bìng jiē rè jié
五淋病，皆热结，

gāo shí láo qì yǔ xuè
膏石劳，气与血。

wǔ lìn tāng shì mì jué
五淋汤，是秘诀，

bài jīng lìn jiā wèi chuò
败精淋，加味啜，

wài lěng lìn　shèn qì yàn
外冷淋，肾气咽。
diǎn dī wú　míng lóng bì
点滴无，名癃闭，
qì dào tiáo　jiāng hé jué
气道调，江河决，
shàng qiào tōng　xià qiào xiè
上窍通，下窍泄，
wài qiào kāi　shuǐ yuán záo
外窍开，水源凿，
fēn lì duō　yī biàn cuò
分利多，医便错。
zhuó yòu shū　qiào dào bié
浊又殊，窍道别，
qián yǐn tóu　jīng yù hé
前饮投，精愈涸，
shèn tào tán　lǐ pí kè
肾套谈，理脾恪，
fēn qīng yǐn　zuǒ huáng bò
分清饮，佐黄柏，
xīn shèn fāng　suí bǔ zhuì
心肾方，随补缀。
ruò yí jīng　lìng yǒu shuō
若遗精，另有说，
yǒu mèng yí　lóng dǎn zhé
有梦遗，龙胆折，
wú mèng yí　shí quán shè
无梦遗，十全设，
kǎn lí jiāo　yì bú qiè
坎离交，亦不切。

shàn qì dì shí jiǔ
疝气第十九

shàn rèn bìng guī jué yīn
疝任病，归厥阴，
hán jīn shuǐ qì xuè xún
寒筋水，气血寻，
hú chū rù tuí wán má
狐出入，癞顽麻，
zhuān zhì qì jǐng yuè zhēn
专治气，景岳箴。
wǔ líng sǎn jiā jiǎn zhēn
五苓散，加减斟，
huí xiāng liào zhù yī lín
茴香料，著医林，
tòng bù yǐ xū xǐ lín
痛不已，须洗淋。

tán yǐn dì èr shí
痰饮第二十

tán yǐn yuán shuǐ qì zuò
痰饮源，水气作，
zào shī fēn zhì tán lüè
燥湿分，治痰略，
sì yǐn míng yí zhēn zhuó
四饮名，宜斟酌，
cān wǔ zàng xì liáng duó
参五脏，细量度，
bǔ hé gōng shì qiáng ruò
补和攻，视强弱。
shí liù fāng gè záo záo
十六方，各凿凿，

wēn yào hé　　bó fǎn yuē
温药和，博返约，
yīn mái chú　　yáng guāng zhuó
阴霾除，阳光灼。
zī rùn liú　　shí yī cuò
滋润流，时医错。
zhēn wǔ tāng　　shuǐ guī hè
真武汤，水归壑，
bái sǎn fāng　　kūi mì yào
白散方，窥秘钥。

xiāo kě dì èr shí yī
消渴第二十一

xiāo kě zhèng　　jīn yè gān
消渴证，津液干，
qī wèi yǐn　　yì fú ān
七味饮，一服安。
jīn guì　fǎ　　bié sān bān
《金匮》法，别三般，
èr yáng bìng　　zhì duō duān
二阳病，治多端，
shào yīn bìng　　shèn qì hán
少阴病，肾气寒，
jué yīn zhèng　　wū méi wán
厥阴证，乌梅丸。
biàn tōng miào　　zào rè cān
变通妙，燥热餐。

shāng hán wēn yì dì èr shí èr
伤寒瘟疫第二十二

shāng hán bìng　　jí biàn qiān
伤寒病，极变迁，

liù jīng fǎ　yǒu zhēn chuán
六经法，有真传。

tóu xiàng tòng　tài yáng biān
头项痛，太阳编；

wèi jiā shí　yáng míng biān
胃家实，阳明编；

xuàn kǔ ǒu　shào yáng biān
眩苦呕，少阳编；

tù lì tòng　tài yīn biān
吐利痛，太阴编；

dàn yù mèi　shào yīn biān
但欲寐，少阴编；

tù huí kě　jué yīn biān
吐蛔渴，厥阴编。

cháng shā lùn　tàn gāo jiān
长沙论，叹高坚，

cún jīn yè　shì zhēn quán
存津液，是真诠，

hàn tù xià　wēn qīng xuán
汗吐下，温清悬，

bǔ guì dàng　fāng ér yuán
补贵当，方而圆。

guī jǔ fèi　shèn yú jīn
规矩废，甚于今，

èr chén shàng　jiǔ wèi xún
二陈尚，九味寻，

xiāng sū wài　píng wèi lín
香苏外，平胃临，

hàn yuán hé　hào zhēn yīn
汗源涸，耗真阴，

xié chuán biàn　bìng rì shēn
邪传变，病日深，
mù jī zhě　shí tòng xīn
目击者，实痛心，
yī yī fǎ　nǎo hòu zhēn
医医法，脑后针。
ruò wēn yì　zhì xiāng móu
若瘟疫，治相侔，
tōng shèng sǎn　liǎng jiě qiú
通圣散，两解求，
liù fǎ bèi　hàn wéi yóu
六法备，汗为尤，
dá yuán yǐn　mèi qí yóu
达原饮，昧其由，
sī mìng zhě　wù zhú liú
司命者，勿逐流。

fù rén jīng chǎn zá bìng dì èr shí sān
妇人经产杂病第二十三

fù rén bìng　sì wù liáng
妇人病，四物良，
yuè xìn zhǔn　tǐ zì kāng
月信准，体自康。
jiàn zǎo zhì　yào yí liáng
渐早至，药宜凉；
jiàn chí zhì　zhòng guì jiāng
渐迟至，重桂姜。
cuò zá zhì　qì xuè shāng
错杂至，气血伤，
guī pí fǎ　zhǔ èr yáng
归脾法，主二阳，

jiān yù jié　xiāo yáo cháng
兼郁结，逍遥长。
zhòng zǐ zhě　jí cǐ xiáng
种子者，即此详，
jīng bì sè　jìn dì huáng
经闭塞，禁地黄。
yùn sān yuè　liù jūn cháng
孕三月，六君尝，
ān tāi fǎ　hán rè shāng
安胎法，寒热商。
nán chǎn zhě　bǎo shēng fāng
难产者，保生方，
kāi jiāo gǔ　guī xiōng xiāng
开交骨，归芎乡，
xuè dà xià　bǔ xuè tāng
血大下，补血汤。
jiǎo xiǎo zhǐ　ài huǒ yáng
脚小趾，艾火炀，
tāi yī zǔ　shī xiào kuāng
胎衣阻，失笑匡。
chǎn hòu bìng　shēng huà jiāng
产后病，生化将，
hé zhū shuō　jù píng cháng
合诸说，俱平常，
zī gù wèn　yì wù wàng
资顾问，亦勿忘。
jīng ér mì　cháng shā shì
精而密，长沙室，
rèn shēn piān　wán sǎn qī
妊娠篇，丸散七，

guì zhī tāng　liè dì yī
桂枝汤，列第一，
fù bàn jiāng　gōng chāo yì
附半姜，功超轶，
nèi shí fāng　jiē fǎ lǜ
内十方，皆法律。
chǎn hòu piān　yǒu shén zhú
产后篇，有神术，
xiǎo chái hú　shǒu tè bǐ
小柴胡，首特笔，
zhú yè tāng　fēng jìng jí
竹叶汤，风痉疾，
yáng dàn tāng　gōng yǔ pǐ
阳旦汤，功与匹，
fù tòng tiáo　xū xiáng xī
腹痛条，须详悉，
yáng ròu tāng　jiǎo tòng mì
羊肉汤，疞痛谧，
tòng mǎn fán　qiú zhǐ shí
痛满烦，求枳实，
zhuó qí tòng　xià yū jí
著脐痛，下瘀吉，
tòng ér fán　lǐ rè zhì
痛而烦，里热窒，
gōng liáng shī　wú gù bì
攻凉施，毋固必。
zá bìng mén　hái shú dú
杂病门，还熟读，
èr shí fāng　xiào jù sù
二十方，效俱速，

suí zhèng xiáng nán xī lù
随证详，难悉录，
wéi wēn jīng dài xià fú
惟温经，带下服，
gān mài tāng zàng zào fú
甘麦汤，脏躁服，
yào dào yān xiào kě bǔ
药到咽，效可卜，
dào zhōng rén xū zào fú
道中人，须造福。

xiǎo ér dì èr shí sì
小儿第二十四

xiǎo ér bìng duō shāng hán
小儿病，多伤寒，
zhì yáng tǐ xié yì gān
稚阳体，邪易干。
fán fā rè tài yáng guān
凡发热，太阳观，
rè wèi yǐ biàn duō duān
热未已，变多端，
tài yáng wài zǐ xì kàn
太阳外，仔细看，
zūn fǎ zhì wēi ér ān
遵法治，危而安。
ruò tù xiè qiú tài yīn
若吐泻，求太阴，
tù xiè shèn biàn fēng yín
吐泻甚，变风淫，
màn pí shuō jí cǐ xún
慢脾说，即此寻。

yīn yáng zhèng　èr tài qín
阴阳证，二太擒，
qiān gǔ mì　lǐ yùn shēn
千古秘，理蕴深。
jí dòu zhěn　cǐ chuán xīn
即痘疹，此传心，
shuí tóng zhì　dù jīn zhēn
谁同志，度金针。

中药

yào xìng fù

药性赋

hán xìng

寒性

zhū yào fù xìng cǐ lèi zuì hán
诸药赋性，此类最寒。

xī jiǎo jiě hū xīn rè
犀角解乎心热，

líng yáng qīng hū fèi gān
羚羊清乎肺肝。

zé xiè lì shuǐ tōng lìn ér bǔ yīn bù zú
泽泻利水通淋而补阴不足，

hǎi zǎo sàn yǐng pò qì ér zhì shàn hé nán
海藻散瘿破气而治疝何难。

wén zhī jú huā néng míng mù ér qīng tóu fēng
闻之菊花能明目而清头风，

shè gān liáo yān bì ér xiāo yōng dú
射干疗咽闭而消痈毒。

yì yǐ lǐ jiǎo qì ér chú fēng shī
薏苡理脚气而除风湿，

ǒu jié xiāo yū xuè ér zhǐ tù nǜ
藕节消瘀血而止吐衄。

guā lóu zǐ xià qì rùn fèi chuǎn xī yòu qiě kuān zhōng
瓜蒌子下气润肺喘兮，又且宽中；

chē qián zǐ zhǐ xiè lì xiǎo biàn xī yóu néng míng mù
车前子止泻利小便兮，尤能明目。

shì yǐ huáng bò chuāng yòng
是以黄柏疮用，

dōu líng sòu yī
兜铃嗽医。

dì gǔ pí yǒu tuì rè chú zhēng zhī xiào
地骨皮有退热除蒸之效，

bò he yè yí xiāo fēng qīng zhǒng zhī shī
薄荷叶宜消风清肿之施。

kuān zhōng xià qì zhǐ qiào huǎn ér zhǐ shí sù yě
宽中下气，枳壳缓而枳实速也；

liáo jī jiě biǎo gān gě xiān ér chái hú cì zhī
疗肌解表，干葛先而柴胡次之。

bǎi bù zhì fèi rè ké sòu kě zhǐ
百部治肺热，咳嗽可止；

zhī zǐ liáng xīn shèn bí nǜ zuì yí
栀子凉心肾，鼻衄最宜。

xuán shēn zhì rè jié dú yōng qīng lì yān gé
玄参治热结毒痈，清利咽膈；

shēng má xiāo fēng rè zhǒng dú fā sàn chuāng yí
升麻消风热肿毒，发散疮痍。

cháng wén nì fěn yì fèi ér liǎn gāng mén
尝闻腻粉抑肺而敛肛门，

jīn bó zhèn xīn ér ān hún pò
金箔镇心而安魂魄。

yīn chén zhǔ huáng dǎn ér lì shuǐ
茵陈主黄疸而利水，

qú mài zhì rè lìn zhī yǒu xuè
瞿麦治热淋之有血。

pò xiāo tōng dà cháng pò xuè ér zhǐ tán pǐ
朴硝通大肠，破血而止痰癖；

shí gāo zhì tóu téng jiě jī ér xiāo fán kě
石膏治头疼，解肌而消烦渴。

qián hú chú nèi wài zhī tán shí
前胡除内外之痰实，

huá shí lì liù fǔ zhī sè jié
滑石利六腑之涩结。

tiān mén dōng zhǐ sòu bǔ xuè hé ér rùn gān xīn
天门冬止嗽，补血涸而润肝心；

mài mén dōng qīng xīn jiě fán kě ér chú fèi rè
麦门冬清心，解烦渴而除肺热。

yòu wén zhì xū fán chú yuě ǒu xū yòng zhú rú
又闻治虚烦、除哕呕，须用竹茹；

tōng biàn mì dǎo yū xuè bì zī dà huáng
通便秘、导瘀血，必资大黄。

xuān huáng lián zhì lěng rè zhī lì yòu hòu wèi cháng ér zhǐ xiè
宣黄连治冷热之痢，又厚胃肠而止泻；

yín yáng huò liáo fēng hán zhī bì qiě bǔ yīn xū ér zhù yáng
淫羊藿疗风寒之痹，且补阴虚而助阳。

máo gēn zhǐ xuè yǔ tǔ nǜ
茅根止血与吐衄，

shí wéi tōng lìn yú xiǎo cháng
石韦通淋于小肠。

shú dì huáng bǔ xuè qiě liáo xū sǔn
熟地黄补血，且疗虚损；

shēng dì huáng xuān xuè gèng yī yǎn chuāng
生地黄宣血，更医眼疮。

chì sháo yào pò xuè ér liáo fù tòng fán rè yì jiě
赤芍药破血而疗腹痛，烦热亦解；

中药

bái sháo yào bǔ xū ér shēng xīn xuè tuì rè yóu liáng
白芍药补虚而生新血，退热尤良。

ruò nǎi xiāo zhǒng mǎn zhú shuǐ yú qiān niú
若乃消肿满、逐水于牵牛；

chú dú rè shā chóng yú guàn zhòng
除毒热、杀虫于贯众。

jīn líng zǐ zhì shàn qì ér bǔ jīng xuè
金铃子治疝气而补精血，

xuān cǎo gēn zhì wǔ lìn ér xiāo rǔ zhǒng
萱草根治五淋而消乳肿。

cè bǎi yè zhì xuè shān bēng lòu zhī jí
侧柏叶治血山崩漏之疾，

xiāng fù zǐ lǐ xuè qì fù rén zhī yòng
香附子理血气妇人之用。

dì fū zǐ lì páng guāng kě xǐ pí fū zhī fēng
地肤子利膀胱，可洗皮肤之风；

shān dòu gēn jiě rè dú néng zhǐ yān hóu zhī tòng
山豆根解热毒，能止咽喉之痛。

bái xiān pí qù fēng zhì jīn ruò ér liáo zú wán bì
白鲜皮去风、治筋弱而疗足顽痹；

xuán fù huā míng mù zhì tóu fēng ér xiāo tán sòu yōng
旋覆花明目、治头风而消痰嗽壅。

yòu kuàng jīng jiè suì qīng tóu mù biàn xuè shū fēng sàn chuāng zhī yòng
又况荆芥穗清头目、便血，疏风散疮之用；

guā lóu gēn liáo huáng dǎn dú yōng xiāo kě jiě tán zhī yōu
瓜蒌根疗黄疸、毒痈，消渴解痰之忧。

dì yú liáo bēng lòu zhǐ xuè zhǐ lì
地榆疗崩漏，止血止痢；

kūn bù pò shàn qì sàn yǐng sàn liú
昆布破疝气，散瘿散瘤。

liáo shāng hán jiě xū fán dàn zhú yè zhī gōng bèi
疗伤寒，解虚烦，**淡竹叶**之功倍；

chú jié qì pò yū xuè mǔ dān pí zhī yòng tóng
除结气，破瘀血，**牡丹皮**之用同。

zhī mǔ zhǐ sòu ér gǔ zhēng tuì
知母止嗽而骨蒸退，

mǔ lì sè jīng ér xū hàn shōu
牡蛎涩精而虚汗收。

bèi mǔ qīng tán zhǐ ké sòu ér lì xīn fèi
贝母清痰止咳嗽而利心肺；

jié gěng xià qì lì xiōng gé ér zhì yān hóu
桔梗下气利胸膈而治咽喉。

ruò fú huáng qín zhì zhū rè jiān zhǔ wǔ lìn
若夫**黄芩**治诸热，兼主五淋，

huái huā zhì cháng fēng yì yī zhì lì
槐花治肠风，亦医痔痢。

cháng shān lǐ tán jié ér zhì wēn nüè
常山理痰结而治温疟，

tíng lì xiè fèi chuǎn ér tōng shuǐ qì
葶苈泻肺喘而通水气。

cǐ liù shí liù zhǒng yào xìng zhī hán zhě yě
此六十六种药性之寒者也。

rè xìng
热性

yào yǒu wēn rè yòu dāng shěn xiáng
药有温热，又当审详。

yù wēn zhōng yǐ bì bá
欲温中以**荜茇**，

中药

yòng fā sàn yǐ shēng jiāng
用发散以生姜。

wǔ wèi zǐ zhǐ sòu tán qiě zī shèn shuǐ
五味子止嗽痰，且滋肾水；

wà nà qí liáo láo zhài gèng zhuàng yuán yáng
腽肭脐疗劳瘵，更壮元阳。

yuán fú chuān xiōng qū fēng shī bǔ xuè qīng tóu
原夫川芎祛风湿，补血清头；

xù duàn zhì bēng lòu yì jīn qiáng jiǎo
续断治崩漏，益筋强脚。

má huáng biǎo hàn yǐ liáo ké nì
麻黄表汗以疗咳逆，

jiǔ zǐ zhù yáng ér yī bái zhuó
韭子助阳而医白浊。

chuān wū pò jī yǒu xiāo tán zhì fēng bì zhī gōng
川乌破积，有消痰治风痹之功；

tiān xióng sàn hán wéi qū shī zhù jīng yáng zhī yào
天雄散寒，为祛湿助精阳之药。

guān fú chuān jiāo dá xià
观夫川椒达下，

gān jiāng nuǎn zhōng
干姜暖中。

hú lú bā zhì xū lěng zhī shàn qì
胡芦巴治虚冷之疝气，

shēng juǎn bǎi pò zhēng jiǎ ér xuè tōng
生卷柏破癥瘕而血通。

bái zhú xiāo tán yōng wēn wèi jiān zhǐ tù xiè
白术消痰壅，温胃兼止吐泻；

chāng pú kāi xīn qì sàn lěng gèng zhì ěr lóng
菖蒲开心气，散冷更治耳聋。

dīng xiāng kuài pí wèi ér zhǐ tù nì
丁香快脾胃而止吐逆，

liáng jiāng zhǐ xīn qì tòng zhī gōng chōng
良姜止心气痛之攻冲。

ròu cōng róng tián jīng yì shèn
肉苁蓉填精益肾，

shí liú huáng nuǎn wèi qū chóng
石硫黄暖胃驱虫。

hú jiāo zhǔ qū tán ér chú lěng
胡椒主祛痰而除冷，

qín jiāo zhǔ gōng tòng ér qū fēng
秦椒主攻痛而祛风。

wú zhū yú liáo xīn fù zhī lěng qì
吴茱萸疗心腹之冷气，

líng shā dìng xīn zàng zhī zhēng chōng
灵砂定心脏之怔忡。

gài fú sàn shèn lěng zhù pí wèi xū bì chéng qié
盖夫散肾冷，助脾胃，须荜澄茄；

liáo xīn tòng pò jī jù yòng péng é zhú
疗心痛，破积聚，用蓬莪术。

suō shā zhǐ tù xiè ān tāi huà jiǔ shí zhī jì
缩砂止吐泻安胎，化酒食之剂；

fù zǐ liáo xū hán fǎn wèi zhuàng yuán yáng zhī lì
附子疗虚寒反胃，壮元阳之力。

bái dòu kòu zhì lěng xiè liáo yōng zhǐ tòng yú rǔ xiāng
白豆蔻治冷泻，疗痈止痛于乳香；

hóng dòu kòu zhǐ tù suān xiāo xuè shā chóng yú gān qī
红豆蔻止吐酸，消血杀虫于干漆。

qǐ zhī lù róng shēng jīng xuè yāo jǐ bēng lòu zhī jūn bǔ
岂知鹿茸生精血，腰脊崩漏之均补；

hǔ gǔ zhuàng jīn gǔ hán shī dú fēng zhī bìng qū
虎骨壮筋骨，寒湿毒风之并祛。

tán xiāng dìng huò luàn ér xīn qì zhī tòng yù
檀香定霍乱，而心气之痛愈；

lù jiǎo mì jīng suǐ ér yāo jǐ zhī tòng chú
鹿角秘精髓，而腰脊之痛除。

xiāo zhǒng yì xuè yú mǐ cù
消肿益血于米醋，

xià qì sàn hán yú zǐ sū
下气散寒于紫苏。

biǎn dòu zhù pí zé jiǔ yǒu xíng yào pò jié zhī yòng
扁豆助脾，则酒有行药破结之用；

shè xiāng kāi qiào zé cōng wéi tōng zhōng fā hàn zhī xū
麝香开窍，则葱为通中发汗之需。

cháng guān wǔ líng zhī zhì bēng lòu lǐ xuè qì zhī cì tòng
尝观五灵脂治崩漏，理血气之刺痛；

qí lín jié zhǐ xuè chū liáo jīn chuāng zhī shāng zhé
麒麟竭止血出，疗金疮之伤折。

mí róng zhuàng yáng yǐ zhù shèn
麋茸壮阳以助肾，

dāng guī bǔ xū ér yǎng xuè
当归补虚而养血。

wū zéi gǔ zhǐ dài xià qiě chú bēng lòu mù yì
乌贼骨止带下，且除崩漏目翳；

lù jiǎo jiāo zhù xuè bēng néng bǔ xū léi láo jué
鹿角胶住血崩，能补虚羸劳绝。

bái huā shé zhì tān huàn chú fēng yǎng zhī xuǎn zhěn
白花蛇治瘫痪，除风痒之癣疹；

wū shāo shé liáo bù rén qù chuāng yáng zhī fēng rè
乌梢蛇疗不仁，去疮疡之风热。

tú jīng yún wū yào yǒu zhì lěng qì zhī lǐ
图经云乌药有治冷气之理，

yǔ yú liáng nǎi liáo bēng lòu zhī yīn
禹余粮乃疗崩漏之因。

bā dòu lì tán shuǐ néng pò hán jī
巴豆利痰水，能破寒积；

dú huó liáo zhū fēng bú lùn jiǔ xīn
独活疗诸风，不论久新。

shān zhū yú zhì tóu yūn yí jīng zhī yào
山茱萸治头晕遗精之药，

bái shí yīng yī ké sòu tù nóng zhī rén
白石英医咳嗽吐脓之人。

hòu pò wēn wèi ér qù ǒu zhàng xiāo tán yì yàn
厚朴温胃而去呕胀，消痰亦验；

ròu guì xíng xuè ér liáo xīn tòng zhǐ hàn rú shén
肉桂行血而疗心痛，止汗如神。

shì zé jì yú yǒu wēn wèi zhī gōng
是则鲫鱼有温胃之功，

dài zhě nǎi zhèn gān zhī jì
代赭乃镇肝之剂。

chén xiāng xià qì bǔ shèn dìng huò luàn zhī xīn tòng
沉香下气补肾，定霍乱之心痛；

jú pí kāi wèi qù tán dǎo yōng zhì zhī nì qì
橘皮开胃去痰，导壅滞之逆气。

cǐ liù shí zhǒng yào xìng zhī rè zhě yě
此六十种药性之热者也。

wēn xìng
温性

wēn yào zǒng kuò yī jiā sù ān
温药总括，医家素谙。

mù xiāng lǐ hū qì zhì
木香理乎气滞，

bàn xià zhǔ yú shī tán
半夏主于湿痰。

cāng zhú zhì mù máng zào pí qù shī yí yòng
苍术治目盲，燥脾去湿宜用；

luó bo qù péng zhàng xià qì zhì miàn yóu kān
萝卜去膨胀，下气制面尤堪。

kuàng fú zhōng rǔ fěn bǔ fèi qì jiān liáo fèi xū
况夫钟乳粉补肺气，兼疗肺虚；

qīng yán zhì fù tòng qiě zī shèn shuǐ
青盐治腹痛，且滋肾水。

shān yào ér yāo shī néng yī
山药而腰湿能医，

ē jiāo ér lì sòu jiē zhǐ
阿胶而痢嗽皆止。

chì shí zhī zhì jīng zhuó ér zhǐ xiè jiān bǔ bēng zhōng
赤石脂治精浊而止泻，兼补崩中；

yáng qǐ shí nuǎn zǐ gōng yǐ zhuàng yáng gèng liáo yīn wěi
阳起石暖子宫以壮阳，更疗阴痿。

chéng yǐ zǐ wǎn zhì sòu
诚以紫菀治嗽，

fáng fēng qū fēng
防风祛风。

cāng ěr zǐ tòu nǎo zhǐ tì
苍耳子透脑止涕，

wēi líng xiān xuān fēng tōng qì
威灵仙宣风通气。

xì xīn qù tóu fēng zhǐ sòu ér liáo chǐ tòng
细辛去头风，止嗽而疗齿痛；

ài yè zhì bēng lòu ān tāi ér yī lì hóng
艾叶治崩漏，安胎而医痢红。

qiāng huó míng mù qū fēng chú shī dú zhǒng tòng
羌活明目驱风，除湿毒肿痛；

bái zhǐ zhǐ bēng zhì zhǒng liáo zhì lòu chuāng yōng
白芷止崩治肿，疗痔漏疮痈。

ruò nǎi hóng lán huā tōng jīng zhì chǎn hòu è xuè zhī yú
若乃**红蓝花**通经，治产后恶血之余；

liú jì nú sàn xuè liáo tāng huǒ jīn chuāng zhī kǔ
刘寄奴散血，疗汤火金疮之苦。

jiǎn fēng shī zhī tòng zé yīn yù yè
减风湿之痛则**茵芋叶**，

liáo zhé shāng zhī zhèng zé gǔ suì bǔ
疗折伤之症则**骨碎补**。

huò xiāng yè bì è qì ér dìng huò luàn
藿香叶辟恶气而定霍乱，

cǎo guǒ rén wēn pí wèi ér zhǐ ǒu tù
草果仁温脾胃而止呕吐。

bā jǐ tiān zhì yīn shàn bái zhuó bǔ shèn yóu zī
巴戟天治阴疝白浊，补肾尤滋；

xuán hú suǒ lǐ qì tòng xuè níng tiáo jīng yǒu zhù
玄胡索理气痛血凝，调经有助。

cháng wén kuǎn dōng huā rùn fèi qū tán sòu yǐ dìng chuǎn
尝闻**款冬花**润肺，祛痰嗽以定喘；

ròu dòu kòu wēn zhōng zhǐ huò luàn ér zhù pí
肉豆蔻温中，止霍乱而助脾。

fǔ xiōng zǒu jīng luò zhī tòng
抚芎走经络之痛，

hé shǒu wū zhì chuāng jiè zhī zī
何首乌治疮疥之资。

中药

jiāng huáng néng xià qì pò è xuè zhī jī
姜黄能下气，破恶血之积；

fáng jǐ yí xiāo zhǒng qù fēng shī zhī shī
防己宜消肿，去风湿之施。

gǎo běn chú fēng zhǔ fù rén yīn tòng zhī yòng
藁本除风，主妇人阴痛之用；

xiān máo yì shèn fú yuán qì xū ruò zhī shuāi
仙茅益肾，扶元气虚弱之衰。

nǎi yuē pò gù zhǐ wēn shèn bǔ jīng suǐ yǔ láo shāng
乃曰破故纸温肾，补精髓与劳伤；

xuān mù guā rù gān liáo jiǎo qì bìng shuǐ zhǒng
宣木瓜入肝，疗脚气并水肿。

xìng rén rùn fèi zào zhǐ sòu zhī jì
杏仁润肺燥，止嗽之剂；

huí xiāng zhì shàn qì shèn tòng zhī yòng
茴香治疝气，肾痛之用。

hē zǐ shēng jīng zhǐ kě jiān liáo huá xiè zhī kē
诃子生精止渴，兼疗滑泄之疴；

qín jiāo gōng fēng zhú shuǐ yòu chú zhī jié zhī tòng
秦艽攻风逐水，又除肢节之痛。

bīn láng huō tán ér zhú shuǐ shā cùn bái chóng
槟榔豁痰而逐水，杀寸白虫；

dù zhòng yì shèn ér tiān jīng qù yāo xī zhòng
杜仲益肾而添精，去腰膝重。

dāng zhī zǐ shí yīng liáo jīng jì bēng zhōng zhī jí
当知紫石英疗惊悸崩中之疾，

jú hé rén zhì yāo tòng shàn qì zhī chēn
橘核仁治腰痛疝气之瘨。

jīn yīng zǐ xī sè yí jīng
金樱子兮涩遗精，

zǐ sū zǐ xī xià qì xián
紫苏子兮下气涎。

dàn dòu chǐ fā shāng hán zhī biǎo
淡豆豉发伤寒之表，

dà xiǎo jì chú zhū xuè zhī xiān
大小蓟除诸血之鲜。

yì zhì ān shén zhì xiǎo biàn zhī pín shuò
益智安神，治小便之频数；

má rén rùn fèi lì liù fǔ zhī zào jiān
麻仁润肺，利六腑之燥坚。

yì yòu wén bǔ xū ruò pái chuāng nóng mò ruò huáng qí
抑又闻补虚弱，排疮脓，莫若黄芪；

qiáng yāo jiǎo zhuàng jīn gǔ wú rú gǒu jǐ
强腰脚，壮筋骨，无如狗脊。

tù sī zǐ bǔ shèn yǐ míng mù
菟丝子补肾以明目，

mǎ lìn huā zhì shàn ér yǒu yì
马蔺花治疝而有益。

cǐ wǔ shí sì zhǒng yào xìng zhī wēn zhě yě
此五十四种药性之温者也。

píng xìng
平性

xiáng lùn yào xìng píng hé wéi zài
详论药性，平和惟在。

yǐ náo shā ér qù jī
以硇砂而去积，

yòng lóng chǐ yǐ ān hún
用龙齿以安魂。

qīng pí kuài gé chú péng zhàng qiě lì pí wèi
青皮快膈除膨胀，且利脾胃；

qiàn shí yì jīng zhì bái zhuó jiān bǔ zhēn yuán
芡实益精治白浊，兼补真元。

yuán fú mù zéi cǎo qù mù yì bēng lòu yì yī
原夫**木贼草**去目翳，崩漏亦医；

huā ruǐ shí zhì jīn chuāng xuè xíng jí què
花蕊石治金疮，血行即却。

jué míng hé gān qì zhì yǎn zhī jì
决明和肝气，治眼之剂；

tiān má zhǔ tóu xuàn qū fēng zhī yào
天麻主头眩，祛风之药。

gān cǎo hé zhū yào ér jiě bǎi dú gài yǐ xìng píng
甘草和诸药而解百毒，盖以性平；

shí hú píng wèi qì ér bǔ shèn xū gèng yī jiǎo ruò
石斛平胃气而补肾虚，更医脚弱。

guān hū shāng lù zhì zhǒng
观乎**商陆**治肿，

fù pén yì jīng
覆盆益精。

hǔ pò ān shén ér pò xuè
琥珀安神而破血，

zhū shā zhèn xīn ér yǒu líng
朱砂镇心而有灵。

niú xī qiáng zú bǔ jīng jiān liáo yāo tòng
牛膝强足补精，兼疗腰痛；

lóng gǔ zhǐ hàn zhù xiè gèng zhì xuè bēng
龙骨止汗住泄，更治血崩。

gān sōng lǐ fēng qì ér tòng zhǐ
甘松理风气而痛止，

jí lí liáo fēng chuāng ér mù míng
蒺藜疗风疮而目明。

rén shēn rùn fèi níng xīn kāi pí zhù wèi
人参润肺宁心，开脾助胃；

pú huáng zhǐ bēng zhì nǜ xiāo yū tiáo jīng
蒲黄止崩治衄，消瘀调经。

qǐ bù zhī nán xīng xǐng pí qù jīng fēng tán tù zhī yōu
岂不知南星醒脾，去惊风痰吐之忧；

sān léng pò jī chú xuè kuài qì zhì zhī zhèng
三棱破积，除血块气滞之症。

mò shí zhǔ xiè xiè ér shén xiào
没食主泄泻而神效，

zào jiǎo zhì fēng tán ér xiǎng yìng
皂角治风痰而响应。

sāng piāo xiāo liáo yí jīng zhī xiè
桑螵蛸疗遗精之泄，

yā tóu xuè yī shuǐ zhǒng zhī shèng
鸭头血医水肿之盛。

gé jiè zhì láo sòu niú bàng zǐ shū fēng yōng zhī tán
蛤蚧治劳嗽，牛蒡子疏风壅之痰；

quán xiē zhǔ fēng tān suān zǎo rén qù zhēng chōng zhī bìng
全蝎主风瘫，酸枣仁去怔忡之病。

cháng wén sāng jì shēng yì xuè ān tāi qiě zhǐ yāo tòng
尝闻桑寄生益血安胎，且止腰痛；

dà fù zǐ qù péng xià qì yì lìng wèi hé
大腹子去膨下气，亦令胃和。

xiǎo cǎo yuǎn zhì jù yǒu níng xīn zhī miào
小草、远志，俱有宁心之妙；

mù tōng zhū líng yóu wéi lì shuǐ zhī duō
木通、猪苓，尤为利水之多。

lián ròu yǒu qīng xīn xǐng pí zhī yòng
莲肉有清心醒脾之用，

中药

mò yào nǎi zhì chuāng sàn xuè zhī kē
没药乃治疮散血之科。

yù lǐ rén rùn cháng xuān shuǐ qù fú zhǒng zhī jí
郁李仁润肠宣水，去浮肿之疾；

fú shén níng xīn yì zhì chú jīng jì zhī kē
茯神宁心益智，除惊悸之疴。

bái fú líng bǔ xū láo duō zài xīn pí zhī yǒu shěng
白茯苓补虚劳，多在心脾之有眚；

chì fú líng pò jié xuè dú lì shuǐ dào yǐ wú dú
赤茯苓破结血，独利水道以无毒。

yīn zhī mài yá yǒu zhù pí huà shí zhī gōng
因知麦芽有助脾化食之功，

xiǎo mài yǒu zhǐ hàn yǎng xīn zhī lì
小麦有止汗养心之力。

bái fù zǐ qù miàn fēng zhī yóu zǒu
白附子去面风之游走，

dà fù pí zhì shuǐ zhǒng zhī fàn yì
大腹皮治水肿之泛溢。

chūn gēn bái pí zhǔ xiè xuè
椿根白皮主泻血，

sāng gēn bái pí zhǔ chuǎn xī
桑根白皮主喘息。

táo rén pò yū xuè jiān zhì yāo tòng
桃仁破瘀血，兼治腰痛；

shén qū jiàn pí wèi ér jìn yǐn shí
神曲健脾胃，而进饮食。

wǔ jiā pí jiān jīn gǔ yǐ lì xíng
五加皮坚筋骨以立行，

bǎi zǐ rén yǎng xīn shén ér yǒu yì
柏子仁养心神而有益。

yì yòu wén ān xī xiāng bì è qiě zhǐ xīn fù zhī tòng
抑又闻安息香辟恶，且止心腹之痛；

dōng guā rén xǐng pí shí wéi yǐn shí zhī zī
冬瓜仁醒脾，实为饮食之资。

jiāng cán zhì zhū fēng zhī hóu bì
僵蚕治诸风之喉闭，

bǎi hé liǎn fèi láo zhī sòu wěi
百合敛肺劳之嗽萎。

chì xiǎo dòu jiě rè dú chuāng zhǒng yí yòng
赤小豆解热毒，疮肿宜用；

pí pá yè xià nì qì yuě ǒu kě yī
枇杷叶下逆气，哕呕可医。

lián qiáo pái chuāng nóng yǔ zhǒng dú
连翘排疮脓与肿毒，

shí nán yè lì jīn gǔ yǔ máo pí
石楠叶利筋骨与毛皮。

gǔ yá yǎng pí ē wèi chú xié qì ér pò jī
谷芽养脾，阿魏除邪气而破积；

zǐ hé chē bǔ xuè dà zǎo hé yào xìng yǐ kāi pí
紫河车补血，大枣和药性以开脾。

rán ér biē jiǎ zhì láo nüè jiān pò zhēng jiǎ
然而鳖甲治劳疟，兼破癥瘕；

guī jiǎ jiān jīn gǔ gèng liáo bēng jí
龟甲坚筋骨，更疗崩疾。

wū méi zhǔ biàn xuè nüè lì zhī yòng
乌梅主便血疟痢之用，

zhú lì zhì zhòng fēng shēng yīn zhī shī
竹沥治中风声音之失。

cǐ liù shí bā zhǒng yào xìng zhī píng zhě yě
此六十八种药性之平者也。

附：

shí bā fǎn gē

十八反歌

běn cǎo míng yán shí bā fǎn　bàn lóu bèi liǎn jí gōng wū

本草明言十八反，半蒌贝蔹及攻乌，

zǎo jǐ suì yuán jù zhàn cǎo　zhū shēn xīn sháo pàn lí lú

藻戟遂芫俱战草，诸参辛芍叛藜芦。

shí jiǔ wèi gē

十九畏歌

liú huáng yuán shì huǒ zhōng jīng　pò xiāo yí jiàn biàn xiāng zhēng

硫黄原是火中精，朴硝一见便相争；

shuǐ yín mò yǔ pī shuāng jiàn　láng dú zuì pà mì tuó sēng

水银莫与砒霜见，狼毒最怕密佗僧；

bā dòu xìng liè zuì wéi shàng　piān yǔ qiān niú bú shùn qíng

巴豆性烈最为上，偏与牵牛不顺情；

dīng xiāng mò yǔ yù jīn jiàn　yá xiāo nán hé jīng sān léng

丁香莫与郁金见，牙硝难合京三棱；

chuān wū cǎo wū bú shùn xī　rén shēn zuì pà wǔ líng zhī

川乌草乌不顺犀，人参最怕五灵脂；

guān guì shàn néng tiáo lěng qì　ruò féng shí zhī biàn xiāng qī

官桂善能调冷气，若逢石脂便相欺。

dà fán xiū hé kàn shùn nì　páo làn zhì bó mò xiāng yī

大凡修合看顺逆，炮爁炙煿莫相依。

liù chén gē

六陈歌

zhǐ qiào chén pí bàn xià qí　má huáng láng dú jí zhū yú

枳壳陈皮半夏齐，麻黄狼毒及茱萸，

liù bān zhī yào yí chén jiǔ　rù yào fāng zhī zòu xiào qí

六般之药宜陈久，入药方知奏效奇。

rèn shēn yòng yào jìn jì gē
妊娠用药禁忌歌

yuán bān shuǐ zhì jí méng chóng wū tóu fù zǐ pèi tiān xióng
蚖斑水蛭及虻虫，乌头附子配天雄；

yě gě shuǐ yín bìng bā dòu niú xī yì yǐ yǔ wú gōng
野葛水银并巴豆，牛膝薏苡与蜈蚣；

sān léng yuán huā dài zhě shè dà jǐ chán tuì huáng cí xióng
三棱芫花代赭麝，大戟蝉蜕黄雌雄；

yá xiāo máng xiāo mǔ dān guì huái huā qiān niú zào jiǎo tóng
牙硝芒硝牡丹桂，槐花牵牛皂角同；

bàn xià nán xīng yǔ tōng cǎo qú mài gān jiāng táo rén tōng
半夏南星与通草，瞿麦干姜桃仁通；

náo shā gān qī xiè zhǎo jiǎ dì dǎn máo gēn yǔ zhè chóng
硇砂干漆蟹爪甲，地胆茅根与䗪虫。

中药

方剂

一画

yī guàn jiān
一贯煎

xù míng yī lèi àn
（《续名医类案》）

yī guàn jiān zhōng shēng dì huáng shā shēn guī qǐ mài dōng cáng
一贯煎中生地黄，沙参归杞麦冬藏，
shǎo zuǒ chuān liàn shū gān qì yīn xū gān yù cǐ fāng liáng
少佐川楝疏肝气，阴虚肝郁此方良。

二画

èr xiān tāng
二仙汤

fù chǎn kē xué
（《妇产科学》）

èr xiān wēn shèn yì yīn jì xiān máo bā jǐ xiān líng pí
二仙温肾益阴剂，仙茅巴戟仙灵脾，
huáng bò zhī mǔ yǔ dāng guī shèn xū huǒ wàng fú zhī yí
黄柏知母与当归，肾虚火旺服之宜。

èr miào sǎn
二妙散

dān xī xīn fǎ
（《丹溪心法》）

sān miào sǎn
三妙散

yī xué zhèng chuán
（《医学正传》）

方剂

sì miào sǎn
四妙散

chéng fāng biàn dú
(《成方便读》)

èr miào sǎn zhōng cāng bò jiān ruò yún sān miào niú xī tiān
二妙散中苍柏兼，若云三妙牛膝添，
zài jiā yǐ rén míng sì miào shèn shī jiàn pí gōng gèng quán
再加苡仁名四妙，渗湿健脾功更全。

èr chén tāng
二陈汤

tài píng huì mín hé jì jú fāng
(《太平惠民和剂局方》)

èr chén tāng yòng bàn xià chén líng cǎo jiāng méi yí bìng cún
二陈汤用半夏陈，苓草姜梅一并存，
zào shī huà tán jiān lì qì shī tán wéi huàn cǐ fāng zhēn
燥湿化痰兼利气，湿痰为患此方珍。

shí huī sǎn
十灰散

shí yào shén shū
(《十药神书》)

shí huī sǎn yòng shí bān huī bǎi qiàn máo hé dān lǘ suí
十灰散用十般灰，柏茜茅荷丹榈随，
èr jì zhī huáng jiē chǎo hēi liáng jiàng zhǐ xuè cǐ fāng tuī
二蓟栀黄皆炒黑，凉降止血此方推。

shí zǎo tāng

十枣汤

shāng hán lùn

（《伤寒论》）

shí zǎo zhú shuǐ xiào kān kuā gān suì dà jǐ yǔ yuán huā
十枣逐水效堪夸，甘遂大戟与芫花，
xuán yǐn nèi tíng xiōng xié tòng ké tuò yǐn tòng fú zhī jiā
悬饮内停胸胁痛，咳唾引痛服之佳。

qī lí sǎn

七厘散

tóng shòu lù

（《同寿录》）

qī lí sǎn shì shāng kē fāng rǔ mò xuè jié bīng shè xiāng
七厘散是伤科方，乳没血竭冰麝香，
hóng huā ér chá zhū shā mò wài fū nèi fú gōng jiàn cháng
红花儿茶朱砂末，外敷内服功见长。

bā zhèng sǎn

八正散

tài píng huì mín hé jì jú fāng

（《太平惠民和剂局方》）

bā zhèng mù tōng yǔ chē qián biān xù dà huáng zhī huá yán
八正木通与车前，萹蓄大黄栀滑研，
cǎo shāo qú mài dēng xīn cǎo shī rè zhū lìn fú yí jiān
草梢瞿麦灯心草，湿热诸淋服宜煎。

bā zhēn tāng

八珍汤

ruì zhú táng jīng yàn fāng

（《瑞竹堂经验方》）

shí quán dà bǔ tāng

十全大补汤

tài píng huì mín hé jì jú fāng

（《太平惠民和剂局方》）

rén shēn yǎng róng tāng
人参养荣汤

sān yīn jí yī bìng zhèng fāng lùn
（《三因极一病证方论》）

bā zhēn sì jūn sì wù cóng　qì xuè shuāng bǔ gōng dú chóng
八珍四君四物从，气血双补功独崇，
zài jiā huáng qí yǔ ròu guì　shí quán dà bǔ xiào lì hóng
再加黄芪与肉桂，十全大补效力宏。
rén shēn yǎng róng shí quán nèi　gèng tiān wǔ wèi qù chuān xiōng
人参养荣十全内，更添五味去川芎，
chén pí yuǎn zhì jiā jiāng zǎo　qì xuè liǎng xū yòng yǒu gōng
陈皮远志加姜枣，气血两虚用有功。

rén shēn gé jiè sǎn
人参蛤蚧散

bó jì fāng
（《博济方》）

rén shēn gé jiè zuò sǎn fú　xìng líng sāng pí cǎo èr mǔ
人参蛤蚧作散服，杏苓桑皮草二母，
fèi shèn qì xū yùn tán rè　ké chuǎn tán xuè yī bìng chú
肺肾气虚蕴痰热，咳喘痰血一并除。

jiǔ xiān sǎn
九仙散

wèi shēng bǎo jiàn　yǐn wáng zǐ zhāo fāng
（《卫生宝鉴》引王子昭方）

jiǔ xiān sǎn yòng wū méi shēn　jié gěng sāng pí bèi mǔ cún
九仙散用乌梅参，桔梗桑皮贝母存，
sù qiào ē jiāo dōng huā wèi　liǎn fèi zhǐ ké gōng yòng shén
粟壳阿胶冬花味，敛肺止咳功用神。

jiǔ wèi qiāng huó tāng
九味羌活汤

cǐ shì nán zhī yǐn zhāng yuán sù fāng
（《此事难知》引张元素方）

jiǔ wèi qiāng huó yòng fáng fēng xì xīn cāng zhǐ yǔ chuān xiōng
九味羌活用防风，细辛苍芷与川芎，
huáng qín shēng dì tóng gān cǎo jiā jiǎn lín zhèng zài biàn tōng
黄芩生地同甘草，加减临证再变通。

三画

sān zǐ yǎng qīn tāng
三子养亲汤

zá bìng guǎng yào yǐn jiē xiào fāng
（《杂病广要》引《皆效方》）

sān zǐ yǎng qīn qū tán fāng jiè sū lái fú gòng jiān tāng
三子养亲祛痰方，芥苏莱菔共煎汤，
dà biàn shí yìng jiā shú mì dōng hán gèng kě jiā shēng jiāng
大便实硬加熟蜜，冬寒更可加生姜。

sān rén tāng
三仁汤

wēn bìng tiáo biàn
（《温病条辨》）

sān rén xìng kòu yì yǐ rén xià pò tōng cǎo zhú yè cún
三仁杏蔻薏苡仁，夏朴通草竹叶存，
jiā rù huá shí shèn shī rè shēn zhòng xiōng mèn shǔ shī wēn
加入滑石渗湿热，身重胸闷属湿温。

dà bǔ yīn wán
大补阴丸

dān xī xīn fǎ
（《丹溪心法》）

dà bǔ yīn wán zhī bò huáng guī bǎn jǐ suǐ mì chéng fāng
大补阴丸知柏黄，龟板脊髓蜜成方，
ké sòu kǎ xuè gǔ zhēng rè yīn xū huǒ wàng zhì kàng yáng
咳嗽咯血骨蒸热，阴虚火旺制亢阳。

dà dìng fēng zhū
大定风珠

wēn bìng tiáo biàn
（《温病条辨》）

dà dìng fēng zhū sháo ē jiāo guī biē mǔ lì dì gān cǎo
大定风珠芍阿胶，龟鳖牡蛎地甘草，
mài dōng má rén wǔ wèi zǐ jī zǐ huáng rù xī fēng hǎo
麦冬麻仁五味子，鸡子黄入息风好。

dà jiàn zhōng tāng
大建中汤

jīn guì yào lüè
（《金匮要略》）

dà jiàn zhōng tāng jiàn zhōng yáng shǔ jiāo gān jiāng shēn yí táng
大建中汤建中阳，蜀椒干姜参饴糖，
yīn shèng yáng xū fù lěng tòng wēn bǔ zhōng jiāo zhǐ tòng qiáng
阴盛阳虚腹冷痛，温补中焦止痛强。

dà chéng qì tāng
大承气汤

xiǎo chéng qì tāng
小承气汤

tiáo wèi chéng qì tāng
调胃承气汤

shāng hán lùn
（《伤寒论》）

dà chéng qì tāng yòng xiāo huáng pèi wǔ zhǐ pò xiè lì qiáng
大承气汤用硝黄，配伍枳朴泻力强，
pǐ mǎn zào shí sì zhèng jiàn jùn xià rè jié dì yī fāng
痞满燥实四症见，峻下热结第一方。
qù xiāo míng yuē xiǎo chéng qì biàn yìng pǐ mǎn xiè rè liáng
去硝名曰小承气，便硬痞满泻热良。
tiáo wèi chéng qì xiāo huáng cǎo biàn mì kǒu kě jí jiān cháng
调胃承气硝黄草，便秘口渴急煎尝。

dà qīng lóng tāng
大青龙汤

shāng hán lùn
（《伤寒论》）

dà qīng lóng yòng guì má huáng xìng cǎo shí gāo jiāng zǎo cáng
大青龙用桂麻黄，杏草石膏姜枣藏，
tài yáng wú hàn jiān fán zào jiě biǎo qīng rè cǐ fāng liáng
太阳无汗兼烦躁，解表清热此方良。

dà chái hú tāng
大柴胡汤

jīn guì yào lüè
（《金匮要略》）

dà chái hú tāng yòng dà huáng zhǐ shí qín xià bái sháo jiāng
大柴胡汤用大黄，枳实芩夏白芍将，
jiān jiā jiāng zǎo biǎo jiān lǐ miào fǎ nèi gōng bìng wài rǎng
煎加姜枣表兼里，妙法内攻并外攘。

dà qín jiāo tāng
大秦艽汤
sù wèn bìng jī qì yí bǎo mìng jí
（《素问病机气宜保命集》）

dà qín jiāo tāng qiāng dú fáng xiōng zhǐ xīn qín èr dì huáng
大秦艽汤羌独防，芎芷辛芩二地黄，
shí gāo guī sháo líng zhú cǎo yǎng xuè qū fēng tōng zhì fāng
石膏归芍苓术草，养血祛风通治方。

dà xiàn xiōng tāng
大陷胸汤
shāng hán lùn
（《伤寒论》）

dà xiàn xiōng tāng yòng xiāo huáng gān suì wéi mò gòng chéng fāng
大陷胸汤用硝黄，甘遂为末共成方，
zhuān zhì rè shí jié xiōng zhèng xiè rè zhú shuǐ xiào fēi cháng
专治热实结胸证，泻热逐水效非常。

dà huáng mǔ dān tāng
大黄牡丹汤
jīn guì yào lüè
（《金匮要略》）

jīn guì dà huáng mǔ dān tāng táo rén guā zǐ máng xiāo xiāng
金匮大黄牡丹汤，桃仁瓜子芒硝襄，
cháng yōng chū qǐ fù àn tòng xiè rè zhú yū fú zhī kāng
肠痈初起腹按痛，泻热逐瘀服之康。

dà huáng fù zǐ tāng
大黄附子汤
jīn guì yào lüè
（《金匮要略》）

jīn guì dà huáng fù zǐ tāng xì xīn sàn hán zhǐ tòng liáng
金匮大黄附子汤，细辛散寒止痛良，
lěng jī nèi jié chéng shí zhèng gōng zhuān wēn xià miào fēi cháng
冷积内结成实证，功专温下妙非常。

chuān xiōng chá tiáo sǎn
川芎茶调散

tài píng huì mín hé jì jú fāng
（《太平惠民和剂局方》）

chuān xiōng chá tiáo sǎn jīng fáng xīn zhǐ bò he gān cǎo qiāng
川芎茶调散荆防，辛芷薄荷甘草羌，
mù hūn bí sè fēng gōng shàng piān zhèng tóu tòng xī néng rǎng
目昏鼻塞风攻上，偏正头痛悉能攘。

xiǎo qīng lóng tāng
小青龙汤

shāng hán lùn
（《伤寒论》）

xiǎo xiǎo qīng lóng zuì yǒu gōng fēng hán shù biǎo yǐn tíng xiōng
小小青龙最有功，风寒束表饮停胸，
xì xīn bàn xià gān hé wèi jiāng guì má huáng sháo yào tóng
细辛半夏甘和味，姜桂麻黄芍药同。

xiǎo jiàn zhōng tāng
小建中汤

shāng hán lùn
（《伤寒论》）

xiǎo jiàn zhōng tāng sháo yào duō guì zhī gān cǎo jiāng zǎo hé
小建中汤芍药多，桂枝甘草姜枣和，
gèng jiā yí táng bǔ zhōng zàng xū láo fù tòng fú zhī kāng
更加饴糖补中脏，虚劳腹痛服之康。

xiǎo chái hú tāng
小柴胡汤

shāng hán lùn
（《伤寒论》）

xiǎo chái hú tāng hé jiě gōng　bàn xià rén shēn gān cǎo cóng
小柴胡汤和解功，半夏人参甘草从，
gèng pèi huáng qín jiā jiāng zǎo　shào yáng wéi bìng cǐ fāng zōng
更配黄芩加姜枣，少阳为病此方宗。

xiǎo xiàn xiōng tāng
小陷胸汤

shāng hán lùn
（《伤寒论》）

xiǎo xiàn xiōng tāng lián xià lóu　kuān xiōng kāi jié dí tán yōu
小陷胸汤连夏蒌，宽胸开结涤痰优，
gé shàng rè tán pǐ mǎn tòng　tāi huáng mài huá cǐ fāng qiú
膈上热痰痞满痛，苔黄脉滑此方求。

xiǎo jì yǐn zǐ
小蓟饮子

yù jī wēi yì　yǐn　jǐ shēng fāng
（《玉机微义》引《济生方》）

xiǎo jì yǐn zǐ ǒu pú huáng　mù tōng huá shí shēng dì huáng
小蓟饮子藕蒲黄，木通滑石生地黄，
guī cǎo zhī zǐ dàn zhú yè　xuè lìn rè jié fú zhī kāng
归草栀子淡竹叶，血淋热结服之康。

四画

tiān wáng bǔ xīn dān
天王补心丹

jiào zhù fù rén liáng fāng
（《校注妇人良方》）

tiān wáng bǔ xīn bǎi zǎo rén　èr dōng shēng dì guī rén shēn
天王补心柏枣仁，二冬生地归人参，
xuán shēn jié gěng fú zhū shā　yuǎn zhì wǔ wèi gòng dān shēn
玄参桔梗茯朱砂，远志五味共丹参。

tiān tái wū yào sǎn
天台乌药散

shèng jì zǒng lù
（《圣济总录》）

tiān tái wū yào liàn bīn jiāng　bā dòu qīng pí huí mù xiāng
天台乌药楝槟姜，巴豆青皮茴木香，
shào fù qí páng hán shàn jù　chè yāo chè xié tòng nán dāng
少腹脐旁寒疝聚，掣腰掣胁痛难当。

tiān má gōu téng yǐn
天麻钩藤饮

zhōng yī nèi kē zá bìng zhèng zhì xīn yì
（《中医内科杂病证治新义》）

tiān má gōu téng shí jué míng　zhī qín niú xī yè jiāo téng
天麻钩藤石决明，栀芩牛膝夜交藤，
dù fú jì shēng yì mǔ cǎo　qīng rè píng gān xī nèi fēng
杜茯寄生益母草，清热平肝息内风。

mù xiāng bīn láng wán
木香槟榔丸

rú mén shì qīn
（《儒门事亲》）

mù xiāng bīn láng qīng chén pí zhǐ bò huáng lián é zhú qí
木香槟榔青陈皮，枳柏黄连莪术齐，
dà huáng qiān niú jiā xiāng fù rè zhì xiè lì jiē xiāng yí
大黄牵牛加香附，热滞泻痢皆相宜。

wǔ líng sǎn
五苓散

shāng hán lùn
（《伤寒论》）

wǔ líng sǎn zhì tài yáng fǔ bái zhú zé xiè zhū líng fú
五苓散治太阳腑，白术泽泻猪苓茯，
guì zhī huà qì jiān jiě biǎo xiǎo biàn tōng lì shuǐ yǐn zhú
桂枝化气兼解表，小便通利水饮逐。

wǔ wèi xiāo dú yǐn
五味消毒饮

yī zōng jīn jiàn
（《医宗金鉴》）

wǔ wèi xiāo dú pú gōng yīng yě jú yín huā zǐ dì dīng
五味消毒蒲公英，野菊银花紫地丁，
zǐ bèi tiān kuí jiān jiā jiǔ zhū dīng yōng chuāng cǐ fāng líng
紫背天葵煎加酒，诸疔痈疮此方灵。

zhǐ sòu sǎn
止嗽散

yī xué xīn wù
（《医学心悟》）

zhǐ sòu sǎn jié cǎo bái qián zǐ wǎn jīng chén bǎi bù yán
止嗽散桔草白前，紫菀荆陈百部研，
zhèn ké huà tán jiān jiě biǎo jiāng tāng tiáo fú bú bì jiān
镇咳化痰兼解表，姜汤调服不必煎。

nèi bǔ huáng qí tāng
内补黄芪汤

liú juān zǐ guǐ yí fāng
（《刘涓子鬼遗方》）

nèi bǔ huáng qí dì sháo dōng　shēn líng yuǎn zhì jiā chuān xiōng
内补黄芪地芍冬，参苓远志加川芎，
dāng guī gān cǎo guān guì bìng　lì bǔ yōng jū shàn hòu gōng
当归甘草官桂并，力补痈疽善后功。

nèi xiāo luǒ lì wán
内消瘰疬丸

yáng yī dà quán
（《疡医大全》）

nèi xiāo luǒ lì xià kū zǎo　zhǐ jié xuán bèi liǎn hé qiáo
内消瘰疬夏枯藻，枳桔玄贝蔹荷翘，
guī dì dà huáng huā fěn cǎo　hǎi fěn xuán míng qīng yán xiāo
归地大黄花粉草，海粉玄明青盐消。

bèi mǔ guā lóu sǎn
贝母瓜蒌散

yī xué xīn wù
（《医学心悟》）

bèi mǔ guā lóu huā fěn yán　chén pí jié gěng fú líng tiān
贝母瓜蒌花粉研，陈皮桔梗茯苓添，
qiāng ké yān gān tán nán kǎ　qīng fèi rùn zào huà tán xián
呛咳咽干痰难咯，清肺润燥化痰涎。

niú bàng jiě jī tāng
牛蒡解肌汤

yáng kē xīn dé jí
（《疡科心得集》）

niú bàng jiě jī jīng bò qiáo dān zhī xuán hú xià kū cǎo
牛蒡解肌荆薄翘，丹栀玄斛夏枯草，
shū fēng qīng rè yòu sàn zhǒng yá tòng jǐng dú jù kě xiāo
疏风清热又散肿，牙痛颈毒俱可消。

wū méi wán
乌梅丸

shāng hán lùn
（《伤寒论》）

wū méi wán yòng xì xīn guì huáng lián huáng bò jí dāng guī
乌梅丸用细辛桂，黄连黄柏及当归，
rén shēn jiāo jiāng jiā fù zǐ wēn zàng xiè rè yòu ān huí
人参椒姜加附子，温脏泻热又安蛔。

yuè huá wán
月华丸

yī xué xīn wù
（《医学心悟》）

yuè huá wán fāng shàn zī yīn èr dōng èr dì shā bèi líng
月华丸方擅滋阴，二冬二地沙贝苓，
shān yào bǎi bù jiāo sān qī tǎ gān sāng jú bǎo fèi níng
山药百部胶三七，獭肝桑菊保肺宁。

liù yī sǎn
六一散

huáng dì sù wèn xuān míng lùn fāng
（《黄帝素问宣明论方》）

yì yuán sǎn
益元散

bì yù sǎn
碧玉散

jī sū sǎn
鸡苏散

shāng hán zhí gé
（《伤寒直格》）

liù yī sǎn yòng huá shí cǎo qīng shǔ lì shī yǒu gōng xiào
六一散用滑石草，清暑利湿有功效。
yì yuán bì yù yǔ jī sū shā dài bò he jiā zhī hǎo
益元碧玉与鸡苏，砂黛薄荷加之好。

liù wèi dì huáng wán
六味地黄丸

xiǎo ér yào zhèng zhí jué
（《小儿药证直诀》）

zhī bò dì huáng wán
知柏地黄丸

yī fāng kǎo
（《医方考》）

qǐ jú dì huáng wán
杞菊地黄丸

má zhěn quán shū
（《麻疹全书》）

dū qì wán
都气丸

zhèng yīn mài zhì
（《症因脉治》）

bā xiān cháng shòu wán
八仙长寿丸

shòu shì bǎo yuán
（《寿世保元》）

ěr lóng zuǒ cí wán
耳聋左慈丸

sì hè tíng jí fāng
（《饲鹤亭集方》）

liù wèi dì huáng yì shèn gān　shān yào dān zé yú líng chān
六味地黄益肾肝，山药丹泽萸苓掺。
gèng jiā zhī bò chéng bā wèi　yīn xū huǒ wàng kě jiān cān
更加知柏成八味，阴虚火旺可煎餐。
yǎng yīn míng mù jiā qǐ jú　zī yīn dū qì wǔ wèi yán
养阴明目加杞菊，滋阴都气五味研。
fèi shèn liǎng tiáo jīn shuǐ shēng　mài dōng jiā rù cháng shòu wán
肺肾两调金水生，麦冬加入长寿丸。
zài rù cí chái kě qián yáng　ěr míng ěr lóng jù kě ān
再入磁柴可潜阳，耳鸣耳聋俱可安。

五画

ài fù nuǎn gōng tāng
艾附暖宫汤

rén zhāi zhí zhǐ fāng lùn
（《仁斋直指方论》）

ài fù nuǎn gōng yòng sì wù　wú yú guān guì jiā qí xù
艾附暖宫用四物，吴萸官桂加芪续，
mǐ cù hú wán cù tāng xià　zhuān zhì dài duō tòng zài fù
米醋糊丸醋汤下，专治带多痛在腹。

píng wèi sǎn

平胃散

jiǎn yào jì zhòng fāng

（《简要济众方》）

píng wèi sǎn yòng pò chén pí　cāng zhú gān cǎo sì wèi qí

平胃散用朴陈皮，苍术甘草四味齐，

zào shī kuān zhōng xiāo zhàng mǎn　tiáo wèi hé zhōng cǐ fāng yí

燥湿宽中消胀满，调胃和中此方宜。

yù nǚ jiān

玉女煎

jǐng yuè quán shū

（《景岳全书》）

yù nǚ jiān yòng shú dì huáng　gāo zhī niú xī mài dōng xiāng

玉女煎用熟地黄，膏知牛膝麦冬襄，

shuǐ kūi huǒ shèng xiāng wéi bìng　yá tòng chǐ nǜ yí jiān cháng

水亏火盛相为病，牙痛齿衄宜煎尝。

yù píng fēng sǎn

玉屏风散

yī fāng lèi jù

（《医方类聚》）

yù píng zǔ hé shǎo ér jīng　qí zhú fáng fēng dǐng zú xíng

玉屏组合少而精，芪术防风鼎足形，

biǎo xū hàn duō yì gǎn mào　gù wèi liǎn hàn xiào tè líng

表虚汗多易感冒，固卫敛汗效特灵。

方剂

yù yè tāng

玉液汤

yī xué zhōng zhōng cān xī lù

（《医学衷中参西录》）

yù yè tāng zhōng gě shān qí　zhī wèi huā fěn nèi jīn gòng

玉液汤中葛山芪，知味花粉内金共，

yǐn yī sōu yī xiāo kě zhèng　yì qì shēng jīn yǒu qí gōng

饮一溲一消渴证，益气生津有奇功。

gān mài dà zǎo tāng

甘麦大枣汤

jīn guì yào lüè

（《金匮要略》）

jīn guì gān mài dà zǎo tāng　fù rén zàng zào xǐ bēi shāng

金匮甘麦大枣汤，妇人脏躁喜悲伤，

jīng shén huǎng hū cháng yù kū　yǎng xīn ān shén xiào lì zhāng

精神恍惚常欲哭，养心安神效力彰。

yòu guī wán

右归丸

jǐng yuè quán shū

（《景岳全书》）

yòu guī wán zhōng dì fù guì　shān yào zhū yú tù sī guī

右归丸中地附桂，山药茱萸菟丝归，

dù zhòng lù jiāo gǒu qǐ zǐ　yì huǒ zhī yuán cǐ fāng kuí

杜仲鹿胶枸杞子，益火之源此方魁。

zuǒ guī wán

左归丸

jǐng yuè quán shū

（《景岳全书》）

zuǒ guī wán nèi shān yào dì　yú ròu gǒu qǐ yǔ niú xī

左归丸内山药地，萸肉枸杞与牛膝，

tù sī guī lù èr jiāo hé　zhuàng shuǐ zhī zhǔ fāng dì yī

菟丝龟鹿二胶合，壮水之主方第一。

zuǒ jīn wán
左金丸

dān xī xīn fǎ
（《丹溪心法》）

wù jǐ wán
戊己丸

xiāng lián wán
香连丸

tài píng huì mín hé jì jú fāng
（《太平惠民和剂局方》）

zuǒ jīn yú lián liù yī wán　gān jīng huǒ yù tù tūn suān
左金萸连六一丸，肝经火郁吐吞酸。
zài jiā sháo yào míng wù jǐ　xiāng lián qù yú rè lì ān
再加芍药名戊己，香连去萸热痢安。

lóng dǎn xiè gān tāng
龙胆泻肝汤

yī fāng jí jiě
（《医方集解》）

lóng dǎn xiè gān zhī qín chái　shēng dì chē qián zé xiè xié
龙胆泻肝栀芩柴，生地车前泽泻偕，
mù tōng gān cǎo dāng guī hé　gān jīng shī rè xiào lì jié
木通甘草当归合，肝经湿热效力杰。

guī pí tāng
归脾汤

zhèng tǐ lèi yào
（《正体类要》）

guī pí tāng yòng shēn zhú qí　guī cǎo fú shén yuǎn zhì yí
归脾汤用参术芪，归草茯神远志宜，
suān zǎo mù xiāng lóng yǎn ròu　jiān jiā jiāng zǎo yì xīn pí
酸枣木香龙眼肉，煎加姜枣益心脾。

四生丸

sì shēng wán

fù rén dà quán liáng fāng

（《妇人大全良方》）

sì shēng wán zhōng yǒu shēng dì bǎi yè hé yè yǔ ài yè

四生丸中有生地，柏叶荷叶与艾叶，

tù nǜ wàng xíng jiē xuè rè liáng zhǐ shōu gōng xiào lì jié

吐衄妄行皆血热，凉止收功效力杰。

四君子汤

sì jūn zǐ tāng

tài píng huì mín hé jì jú fāng

（《太平惠民和剂局方》）

六君子汤

liù jūn zǐ tāng

yī xué zhèng chuán

（《医学正传》）

异功散

yì gōng sǎn

xiǎo ér yào zhèng zhí jué

（《小儿药证直诀》）

香砂六君子汤

xiāng shā liù jūn zǐ tāng

gǔ jīn míng yī fāng lùn

（《古今名医方论》）

sì jūn zǐ tāng zhōng hé yì shēn zhú fú líng gān cǎo bǐ

四君子汤中和义，参术茯苓甘草比。

yì yǐ xià chén míng liù jūn jiàn pí huà tán yòu lǐ qì

益以夏陈名六君，健脾化痰又理气。

chú què bàn xià míng yì gōng huò jiā xiāng shā qì zhì shǐ

除却半夏名异功，或加香砂气滞使。

sì miào yǒng ān tāng
四妙勇安汤

yàn fāng xīn biān
（《验方新编》）

sì miào yǒng ān jīn yín huā　xuán shēn guī cǎo gòng jiān xià
四妙勇安金银花，玄参归草共煎下，
qīng rè jiě dú jiān huó xuè　zhì liáo tuō jū cǐ fāng kuā
清热解毒兼活血，治疗脱疽此方夸。

sì wù tāng
四物汤

xiān shòu lǐ shāng xù duàn mì fāng
（《仙授理伤续断秘方》）

sì wù guī dì sháo chuān xiōng　yíng xuè xū zhì cǐ fāng zōng
四物归地芍川芎，营血虚滞此方宗，
fù nǚ jīng bìng píng jiā jiǎn　lín zhèng zhī shí kě biàn tōng
妇女经病凭加减，临证之时可变通。

sì shén wán
四神丸

nèi kē zhāi yào
（《内科摘要》）

sì shén gù zhǐ yǔ wú yú　ròu kòu wǔ wèi sì bān qí
四神故纸与吴萸，肉蔻五味四般齐，
dà zǎo shēng jiāng tóng jiān hé　wǔ jīng shèn xiè zuì xiāng yí
大枣生姜同煎合，五更肾泻最相宜。

四逆汤
（《伤寒论》）

四逆汤中附草姜，四肢厥逆急煎尝，
脉微吐利阴寒盛，救逆回阳赖此方。

四逆散
（《伤寒论》）

四逆散非四逆汤，柴甘枳芍共煎尝，
透解阳郁治热厥，调理肝脾效亦彰。

四磨饮子
（《证治要诀类方》）

五磨饮子
（《医便》）

四磨饮治七情侵，人参乌药沉香槟，
四味浓磨煎温服，破气降逆喘自平。
去参加入木香枳，五磨理气力非轻。

xiān fāng huó mìng yǐn

仙方活命饮

jiào zhù fù rén liáng fāng

（《校注妇人良方》）

xiān fāng huó mìng yòng yín huā　fáng zhǐ guī chén chuān shān jiǎ

仙方活命用银花，防芷归陈穿山甲，

bèi mǔ huā fěn jiā rǔ mò　cǎo sháo zào jiǎo jiǔ jiān jiā

贝母花粉加乳没，草芍皂角酒煎佳。

shī xiào sǎn

失笑散

tài píng huì mín hé jì jú fāng

（《太平惠民和剂局方》）

shī xiào líng zhī pú huáng tóng　děng liàng wéi sǎn yàn cù chōng

失笑灵脂蒲黄同，等量为散酽醋冲，

gān jīng yū zhì xīn fù tòng　qū yū zhǐ tòng jiàn qí gōng

肝经瘀滞心腹痛，祛瘀止痛建奇功。

shēng huà tāng

生化汤

fù qīng zhǔ nǚ kē

（《傅青主女科》）

shēng huà tāng yí chǎn hòu cháng　guī xiōng táo cǎo jiā páo jiāng

生化汤宜产后尝，归芎桃草加炮姜，

è lù bù xíng shào fù tòng　wēn yǎng huó xuè zuì jiàn cháng

恶露不行少腹痛，温养活血最见长。

shēng mài sǎn

生脉散

yī xué qǐ yuán

（《医学启源》）

shēng mài mài wèi yǔ rén shēn　bǔ qì shēng jīn bǎo fèi yīn

生脉麦味与人参，补气生津保肺阴，

shǎo qì hàn duō jiān kǒu kě　bìng wēi mài jué jí jiān zhēn

少气汗多兼口渴，病危脉绝急煎斟。

bái tóu wēng tāng
白头翁汤

shāng hán lùn
（《伤寒论》）

bái tóu wēng tāng zhì rè lì　huáng lián huáng bò jí qín pí
白头翁汤治热痢，黄连黄柏及秦皮。
ruò jiā ē jiāo yǔ gān cǎo　chǎn hòu xià lì zhèng xiāng yí
若加阿胶与甘草，产后下痢正相宜。

bái hǔ tāng
白虎汤

shāng hán lùn
（《伤寒论》）

bái hǔ tāng zhōng shí gāo zhī　gān cǎo jīng mǐ sì yào shī
白虎汤中石膏知，甘草粳米四药施，
xīn hán qīng rè qiě shēng jīn　qì fēn rè shèng zuì xiāng yí
辛寒清热且生津，气分热盛最相宜。

guā lóu xiè bái bái jiǔ tāng
瓜蒌薤白白酒汤

jīn guì yào lüè
（《金匮要略》）

guā lóu xiè bái bái jiǔ tāng　xiōng bì xiōng mèn tòng nán dāng
瓜蒌薤白白酒汤，胸痹胸闷痛难当，
chuǎn xī duǎn qì shí ké tuò　nán wò dāng jiā bàn xià liáng
喘息短气时咳唾，难卧当加半夏良。

bàn xià bái zhú tiān má tāng

半夏白术天麻汤

yī xué xīn wù

（《医学心悟》）

bàn xià bái zhú tiān má tāng　líng cǎo jú hóng zǎo shēng jiāng
半夏白术天麻汤，苓草橘红枣生姜，
xuàn yūn tóu tòng fēng tán shèng　huà tán xī fēng shì xiào fāng
眩晕头痛风痰盛，化痰息风是效方。

bàn xià xiè xīn tāng

半夏泻心汤

shāng hán lùn

（《伤寒论》）

bàn xià xiè xīn pèi qín lián　gān jiāng gān cǎo zǎo rén shēn
半夏泻心配芩连，干姜甘草枣人参，
kǔ xīn jiān bǔ xiāo xū pǐ　fǎ zài tiáo yáng yǔ hé yīn
苦辛兼补消虚痞，法在调阳与和阴。

bàn xià hòu pò tāng

半夏厚朴汤

jīn guì yào lüè

（《金匮要略》）

sì qī tāng

四七汤

yì jiǎn fāng　lù zì　tài píng huì mín hé jì jú fāng

（《易简方》，录自《太平惠民和剂局方》）

bàn xià hòu pò tán qì shū　fú líng shēng jiāng gòng zǐ sū
半夏厚朴痰气疏，茯苓生姜共紫苏。
jiā zǎo tóng jiān míng sì qī　tán níng qì zhì jiē néng chú
加枣同煎名四七，痰凝气滞皆能除。

jiā jiǎn wēi ruí tāng

加减葳蕤汤

chóng dìng tōng sú shāng hán lùn

（《重订通俗伤寒论》）

jiā jiǎn wēi ruí yòng bái wēi　dòu chǐ shēng cōng jié gěng suí

加减葳蕤用白薇，豆豉生葱桔梗随，

cǎo zǎo bò he gòng bā wèi　zī yīn fā hàn cǐ fāng kuí

草枣薄荷共八味，滋阴发汗此方魁。

六画

dì huáng yǐn zi

地黄饮子

shèng jì zǒng lù

（《圣济总录》）

dì huáng yǐn zi shān zhū yú　mài wèi chāng pú yuǎn zhì fú

地黄饮子山茱萸，麦味菖蒲远志茯，

guì fù bā jǐ ròu cōng róng　shí hú bò he jiāng zǎo fú

桂附巴戟肉苁蓉，石斛薄荷姜枣服，

cǐ fāng zhǔ zhì yīn fèi zhèng　kāi qiào huà tán yīn yáng bǔ

此方主治喑痱证，开窍化痰阴阳补。

sháo yào tāng

芍药汤

sù wèn bìng jī qì yí bǎo mìng jí

（《素问病机气宜保命集》）

sháo yào tāng nèi yòng bīn huáng　qín lián guī guì gān cǎo xiāng

芍药汤内用槟黄，芩连归桂甘草香，

zhòng zài tiáo qì jiān xíng xuè　lǐ jí biàn nóng yòng zhī liáng

重在调气兼行血，里急便脓用之良。

百合固金汤

（《慎斋遗书》）

百合固金二地黄，玄参贝母桔甘藏，
麦冬芍药当归配，喘咳痰红肺家伤。

托里消毒散

（《外科正宗》）

托里消毒参术芪，茯苓归芎芍草桔，
皂刺白芷金银花，扶正托毒效称奇。

当归六黄汤

（《兰室秘藏》）

火炎汗出六黄汤，归柏芩连二地黄，
倍用黄芪为固表，滋阴泻火止汗良。

当归四逆汤

（《伤寒论》）

当归四逆芍桂枝，细辛甘枣木通施，
血虚寒厥四末冷，温经通脉最相宜。

dāng guī sháo yào sǎn
当归芍药散

jīn guì yào lüè
（《金匮要略》）

dāng guī sháo yào yòng chuān xiōng bái zhú líng zé liù wèi tóng
当归芍药用川芎，白术苓泽六味同，
rèn shēn fù zhōng mián mián tòng tiáo gān lǐ pí kě wéi gōng
妊娠腹中绵绵痛，调肝理脾可为功。

dāng guī bǔ xuè tāng
当归补血汤

nèi wài shāng biàn huò lùn
（《内外伤辨惑论》）

dāng guī bǔ xuè jūn huáng qí gān wēn chú rè fǎ chēng qí
当归补血君黄芪，甘温除热法称奇，
huáng qí yì liǎng guī èr qián yáng shēng yīn zhǎng fǎ kě yī
黄芪一两归二钱，阳生阴长法可依。

zhú yè shí gāo tāng
竹叶石膏汤

shāng hán lùn
（《伤寒论》）

zhú yè shí gāo yǒu mài dōng rén shēn bàn xià jīng cǎo tóng
竹叶石膏有麦冬，人参半夏粳草同，
shēn rè fán kě mài xū ruò yì qì shēng jīn jiàng nì gōng
身热烦渴脉虚弱，益气生津降逆功。

朱砂安神丸

（《内外伤辨惑论》）

东垣朱砂安神丸，地草归连配合全，
心烦怔忡失眠症，泻火养阴神自安。

华盖散

（《博济方》）

华盖麻杏紫苏子，茯苓陈草桑白皮，
风寒束肺痰不爽，急宜煎服莫迟疑。

血府逐瘀汤

（《医林改错》）

血府逐瘀红花桃，赤芍川芎牛膝草，
柴胡枳桔归生地，血化下行不作劳。

舟车丸

（《太平圣惠方》，录自《袖珍方》）

舟车牵牛及大黄，遂戟芫花槟木香，
青皮橘皮加轻粉，燥实阳水却相当。

jiāo tài wán

交泰丸

sì kē jiǎn xiào fāng

（《四科简效方》）

xīn shèn bù jiāo jiāo tài wán yī fèn guì xīn shí fèn lián
心肾不交交泰丸，一份桂心十份连，
zhēng chōng bú mèi xīn yáng kàng xīn shèn jiāo shí zì kě ān
怔忡不寐心阳亢，心肾交时自可安。

ān gōng niú huáng wán

安宫牛黄丸

wēn bìng tiáo biàn

（《温病条辨》）

ān gōng niú huáng kāi qiào fāng qín lián zhī yù zhū xióng huáng
安宫牛黄开窍方，芩连栀郁朱雄黄，
niú jiǎo zhēn zhū bīng shè bó rè bì xīn bāo gōng xiào liáng
牛角珍珠冰麝箔，热闭心包功效良。

dǎo chì sǎn

导赤散

xiǎo ér yào zhèng zhí jué

（《小儿药证直诀》）

dǎo chì shēng dì yǔ mù tōng cǎo shāo zhú yè sì bān gōng
导赤生地与木通，草梢竹叶四般功，
kǒu mí lìn tòng xiǎo cháng huǒ yǐn rè tóng guī xiǎo biàn zhōng
口糜淋痛小肠火，引热同归小便中。

yáng hé tāng
阳和汤

wài kē zhèng zhì quán shēng jí
（《外科证治全生集》）

yáng hé tāng fāng jiě hán níng　wēn yáng bǔ xuè yīn jū níng
阳和汤方解寒凝，温阳补血阴疽宁，
shú dì lù jiāo jiāng tàn guì　má huáng bái jiè cǎo xiāng chéng
熟地鹿胶姜炭桂，麻黄白芥草相承。

fáng jǐ huáng qí tāng
防己黄芪汤

jīn guì yào lüè
（《金匮要略》）

fáng jǐ huáng qí jīn guì fāng　bái zhú gān cǎo zǎo shēng jiāng
防己黄芪金匮方，白术甘草枣生姜，
hàn chū wù fēng jiān shēn zhǒng　biǎo xū shī shèng fú zhī kāng
汗出恶风兼身肿，表虚湿盛服之康。

fáng fēng tōng shèng sǎn
防风通圣散

huáng dì sù wèn xuān míng lùn fāng
（《黄帝素问宣明论方》）

fáng fēng tōng shèng dà huáng xiāo　jīng jiè má huáng zhī sháo qiáo
防风通圣大黄硝，荆芥麻黄栀芍翘，
gān jié xiōng guī gāo huá shí　bò he qín zhú lì piān ráo
甘桔芎归膏滑石，薄荷芩术力偏饶，
biǎo lǐ jiāo gōng yáng rè shèng　wài yáng chuāng dú zǒng néng xiāo
表里交攻阳热盛，外疡疮毒总能消。

七画

mài mén dōng tāng
麦门冬汤

jīn guì yào lüè
（《金匮要略》）

mài mén dōng tāng yòng rén shēn　zǎo cǎo jīng mǐ bàn xià cún
麦门冬汤用人参，枣草粳米半夏存，

fèi wěi ké nì yīn xū huǒ　yì wèi shēng jīn jiàng nì zhēn
肺痿咳逆因虚火，益胃生津降逆珍。

wěi jīng tāng
苇茎汤

wài tái mì yào　yǐn　gǔ jīn lù yàn fāng
（《外台秘要》引《古今录验方》）

qiān jīn wěi jīng shēng yì yǐ　zài rù táo rén dōng guā rén
千金苇茎生薏苡，再入桃仁冬瓜仁，

ké tù nóng tán yū xuè zhèng　qīng fèi huà tán xiào kě zhēn
咳吐脓痰瘀血证，清肺化痰效可珍。

sū zǐ jiàng qì tāng
苏子降气汤

tài píng huì mín hé jì jú fāng
（《太平惠民和剂局方》）

sū zǐ jiàng qì bàn xià guī　qián hú guì pò cǎo jiāng suí
苏子降气半夏归，前胡桂朴草姜随，

shàng shí xià xū tán sòu chuǎn　huò jiā chén xiāng qù ròu guì
上实下虚痰嗽喘，或加沉香去肉桂。

xìng sū sǎn

杏苏散

wēn bìng tiáo biàn

（《温病条辨》）

xìng sū sǎn nèi xià chén qián　jié líng zhǐ gān jiāng zǎo jiān

杏苏散内夏陈前，桔苓枳甘姜枣煎，

qīng xuān wēn rùn zhì liáng zào　zhǐ ké huà tán bìng zì quán

轻宣温润治凉燥，止咳化痰病自痊。

wú zhū yú tāng

吴茱萸汤

shāng hán lùn

（《伤寒论》）

wú zhū yú tāng shēn zǎo jiāng　gān wèi xū hán cǐ fāng liáng

吴茱萸汤参枣姜，肝胃虚寒此方良，

yáng míng hán ǒu shào yīn lì　jué yīn tóu tòng yì kān cháng

阳明寒呕少阴利，厥阴头痛亦堪尝。

mǔ lì sǎn

牡蛎散

tài píng huì mín hé jì jú fāng

（《太平惠民和剂局方》）

mǔ lì sǎn nèi yòng huáng qí　xiǎo mài má huáng gēn zuì yí

牡蛎散内用黄芪，小麦麻黄根最宜，

wèi xū zì hàn huò dào hàn　gù biǎo shōu liǎn jiàn xiào qí

卫虚自汗或盗汗，固表收敛见效奇。

qiāng huó shèng shī tāng

羌活胜湿汤

pí wèi lùn

（《脾胃论》）

qiāng huó shèng shī qiāng dú xiōng　gān màn gǎo běn jiā fáng fēng

羌活胜湿羌独芎，甘蔓藁本加防风，

shī xié zài biǎo tóu yāo tòng　fā hàn shēng yáng jīng luò tōng

湿邪在表头腰痛，发汗升阳经络通。

wán dài tāng
完带汤

fù qīng zhǔ nǚ kē
（《傅青主女科》）

wán dài tāng zhōng èr zhú chén chē qián gān cǎo jí rén shēn
完带汤中二术陈，车前甘草及人参，
chái sháo shān yào hēi jiè suì huà shī zhǐ dài cǐ fāng zhēn
柴芍山药黑芥穗，化湿止带此方珍。

bǔ zhōng yì qì tāng
补中益气汤

nèi wài shāng biàn huò lùn
（《内外伤辨惑论》）

bǔ zhōng shēn cǎo zhú guī chén qí dé shēng chái yòng gèng shén
补中参草术归陈，芪得升柴用更神，
láo juàn nèi shāng gōng dú shàn qì xū xià xiàn yì kān zhēn
劳倦内伤功独擅，气虚下陷亦堪珍。

bǔ yáng huán wǔ tāng
补阳还五汤

yī lín gǎi cuò
（《医林改错》）

bǔ yáng huán wǔ chì sháo xiōng guī wěi táo hóng yǔ dì lóng
补阳还五赤芍芎，归尾桃红与地龙，
sì liǎng shēng qí wéi jūn yào bǔ qì huó xuè jīng luò tōng
四两生芪为君药，补气活血经络通。

bǔ fèi ē jiāo tāng

补肺阿胶汤

xiǎo ér yào zhèng zhí jué

（《小儿药证直诀》）

bǔ fèi ē jiāo mǎ dōu líng niú bàng gān cǎo xìng nuò yún
补肺阿胶马兜铃，牛蒡甘草杏糯匀，
fèi xū huǒ shèng zuì yí fú jiàng qì shēng jīn ké sòu níng
肺虚火盛最宜服，降气生津咳嗽宁。

ē jiāo jī zǐ huáng tāng

阿胶鸡子黄汤

tōng sú shāng hán lùn

（《通俗伤寒论》）

ē jiāo jī zǐ huáng tāng hǎo dì sháo gōu téng mǔ lì cǎo
阿胶鸡子黄汤好，地芍钩藤牡蛎草，
jué míng fú shén luò shí téng yīn xū fēng dòng cǐ fāng bǎo
决明茯神络石藤，阴虚风动此方保。

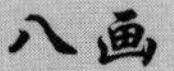

八画

qīng hāo biē jiǎ tāng

青蒿鳖甲汤

wēn bìng tiáo biàn

（《温病条辨》）

qīng hāo biē jiǎ zhī dì dān rè zì yīn lái zǐ xì biàn
青蒿鳖甲知地丹，热自阴来仔细辨，
yè rè zǎo liáng wú hàn chū yǎng yīn tòu rè fú zhī ān
夜热早凉无汗出，养阴透热服之安。

líng guì zhú gān tāng
苓桂术甘汤

jīn guì yào lüè
（《金匮要略》）

líng guì zhú gān huà yǐn jì jiàn pí yòu wēn páng guāng qì
苓桂术甘化饮剂，健脾又温膀胱气，
yǐn xié shàng nì qì chōng xiōng shuǐ yǐn xià xíng xuàn yūn qù
饮邪上逆气冲胸，水饮下行眩晕去。

shèn qì wán
肾气丸

jīn guì yào lüè
（《金匮要略》）

jīn guì shèn qì bǔ shèn yáng shān yào guì fù jí dì huáng
金匮肾气补肾阳，山药桂附及地黄，
líng zé dān pí shān zhū yú yīn zhōng qiú yáng bǎo ān kāng
苓泽丹皮山茱萸，阴中求阳保安康。

bài dú sǎn
败毒散

tài píng huì mín hé jì jú fāng
（《太平惠民和剂局方》）

rén shēn bài dú cǎo líng xiōng qiāng dú chái qián zhǐ jié tóng
人参败毒草苓芎，羌独柴前枳桔同，
wēn yì shāng hán jìn kǒu lì fú zhèng qū xié yǒu qí gōng
瘟疫伤寒噤口痢，扶正驱邪有奇功。

yì huáng tāng
易黄汤

fù qīng zhǔ nǚ kē
（《傅青主女科》）

yì huáng bái guǒ yǔ qiàn shí chē qián huáng bò jiā shǔ yù
易黄白果与芡实，车前黄柏加薯蓣，
néng xiāo dài xià nián chóu huì bǔ shèn qīng rè yòu qū shī
能消带下黏稠秽，补肾清热又祛湿。

gù chōng tāng

固冲汤

yī xué zhōng zhōng cān xī lù

（《医学衷中参西录》）

gù chōng tāng zhōng yòng zhú qí　lóng mǔ sháo yú qiàn cǎo shī

固冲汤中用术芪，龙牡芍萸茜草施，

bèi zǐ hǎi xiāo zōng lǘ tàn　bēng zhōng lòu xià zǒng néng yī

倍子海蛸棕榈炭，崩中漏下总能医。

gù jīng wán

固经丸

dān xī xīn fǎ

（《丹溪心法》）

gù jīng wán yòng guī sháo qín　chūn bò xiāng fù jiǔ wán cháng

固经丸用龟芍芩，椿柏香附酒丸尝，

yīn xū yáng bó chéng bēng lòu　qīng rè gù jīng zhǐ xuè liáng

阴虚阳搏成崩漏，清热固经止血良。

jīn suǒ gù jīng wán

金锁固精丸

yī fāng jí jiě

（《医方集解》）

jīn suǒ gù jīng qiàn shí yán　lián xū lóng mǔ shā yuàn tián

金锁固精芡实研，莲须龙牡沙苑填，

lián fěn hú wán yán tāng sòng　shèn xū jīng huá cǐ fāng xiān

莲粉糊丸盐汤送，肾虚精滑此方先。

zhì gān cǎo tāng

炙甘草汤

shāng hán lùn

（《伤寒论》）

zhì gān cǎo tāng shēn guì jiāng　mài dì ē zǎo má rén xiāng

炙甘草汤参桂姜，麦地阿枣麻仁襄，

xīn zhōng dòng jì mài jié dài　xū láo fèi wěi fú zhī liáng

心中动悸脉结代，虚劳肺痿服之良。

xiè bái sǎn

泻白散

xiǎo ér yào zhèng zhí jué

（《小儿药证直诀》）

xiè bái gān cǎo dì gǔ pí　sāng pí zài jiā jīng mǐ yí

泻白甘草地骨皮，桑皮再加粳米宜，

xiè fèi qīng rè píng chuǎn ké　yòu kě hé zhōng yǔ jiàn pí

泻肺清热平喘咳，又可和中与健脾。

xiè huáng sǎn

泻黄散

xiǎo ér yào zhèng zhí jué

（《小儿药证直诀》）

xiè huáng gān cǎo yǔ fáng fēng　shí gāo zhī zǐ huò xiāng chōng

泻黄甘草与防风，石膏栀子藿香充，

chǎo xiāng mì jiǔ tiáo hé fú　pí rè kǒu chuāng kě jiàn gōng

炒香蜜酒调和服，脾热口疮可见功。

dìng chuǎn tāng

定喘汤

shè shēng zhòng miào fāng

（《摄生众妙方》）

dìng chuǎn bái guǒ yǔ má huáng　kuǎn dōng bàn xià bái pí sāng

定喘白果与麻黄，款冬半夏白皮桑，

sū zǐ huáng qín gān cǎo xìng　biǎo hán tán rè cǐ fāng liáng

苏子黄芩甘草杏，表寒痰热此方良。

shí pí sǎn
实脾散

chóng dìng yán shì jì shēng fāng
（《重订严氏济生方》）

shí pí líng zhú yǔ mù guā gān cǎo mù xiāng dà fù jiā
实脾苓术与木瓜，甘草木香大腹加，

cǎo guǒ fù jiāng jiān hòu pò xū hán yīn shuǐ xiào kān kuā
草果附姜兼厚朴，虚寒阴水效堪夸。

shēn sū yǐn
参苏饮

tài píng huì mín hé jì jú fāng
（《太平惠民和剂局方》）

shēn sū yǐn nèi cǎo chén pí zhǐ qiào qián hú bàn xià cóng
参苏饮内草陈皮，枳壳前胡半夏从，

gě gēn mù xiāng jié gěng fú qì xū gǎn hán zuì yí yòng
葛根木香桔梗茯，气虚感寒最宜用。

shēn fù tāng
参附汤

zhèng tǐ lèi yào
（《正体类要》）

shēn fù tāng shì jiù tuō fāng bǔ qì huí yáng xiào lì zhāng
参附汤是救脱方，补气回阳效力彰，

yuán qì dà kūi yáng bào tuō mài wēi zhī jué zì ěr kāng
元气大亏阳暴脱，脉微肢厥自尔康。

shēn líng bái zhú sǎn

参苓白术散

tài píng huì mín hé jì jú fāng

（《太平惠民和剂局方》）

shēn líng bái zhú biǎn dòu chén lián cǎo shān yào shā yì rén

参苓白术扁豆陈，莲草山药砂薏仁，

jié gěng shàng xíng jiān bǎo fèi zǎo tāng tiáo fú yì pí shén

桔梗上行兼保肺，枣汤调服益脾神。

九画

zhǐ shí dǎo zhì wán

枳实导滞丸

nèi wài shāng biàn huò lùn

（《内外伤辨惑论》）

zhǐ shí dǎo zhì qū lián qín dà huáng zé zhú yǔ fú líng

枳实导滞曲连芩，大黄泽术与茯苓，

shí shī liǎng zhì shēng yù rè xiōng pǐ biàn mì cǐ fāng xún

食湿两滞生郁热，胸痞便秘此方寻。

zhǐ shí xiāo pǐ wán

枳实消痞丸

lán shì mì cáng

（《兰室秘藏》）

zhǐ shí xiāo pǐ sì jūn xiān mài yá xià qū pò jiāng lián

枳实消痞四君先，麦芽夏曲朴姜连，

pí xū hán rè jié xīn xià pǐ mǎn shí shǎo yòng wú piān

脾虚寒热结心下，痞满食少用无偏。

bǎi zǐ yǎng xīn wán
柏子养心丸

tǐ rén huì biān
（《体仁汇编》）

bǎi zǐ yǎng xīn yòng shú dì　mài dōng xuán shēn guī chāng pú
柏子养心用熟地，麦冬玄参归菖蒲，
gān cǎo fú shén gǒu qǐ zǐ　yǎng xīn ān shén bǔ shèn xū
甘草茯神枸杞子，养心安神补肾虚。

zhī zǐ chǐ tāng
栀子豉汤

shēng jiāng zhī zǐ chǐ tāng
生姜栀子豉汤

gān cǎo zhī zǐ chǐ tāng
甘草栀子豉汤

shāng hán lùn
（《伤寒论》）

zhī zǐ chǐ tāng zhì ào náo　xū fán bù mián cǐ fāng hǎo
栀子豉汤治懊侬，虚烦不眠此方好，
qián zhèng jiān ǒu jiā shēng jiāng　ruò shì shǎo qì jiā gān cǎo
前证兼呕加生姜，若是少气加甘草。

yīn chén hāo tāng
茵陈蒿汤

shāng hán lùn
（《伤寒论》）

yīn chén hāo tāng dà huáng zhī　yū rè yáng huáng cǐ fāng shī
茵陈蒿汤大黄栀，瘀热阳黄此方施，
biàn nán niào chì fù zhàng mǎn　qīng rè lì shī zǒng xiāng yí
便难尿赤腹胀满，清热利湿总相宜。

hòu pò qī wù tāng

厚朴七物汤

jīn guì yào lüè

（《金匮要略》）

hòu pò qī wù jīn guì fāng　cǎo guì zhǐ shí zǎo huáng jiāng

厚朴七物金匮方，草桂枳实枣黄姜，

fù mǎn fā rè dà biàn zhì　sù tóu cǐ jì mò páng huáng

腹满发热大便滞，速投此剂莫彷徨。

qiān zhèng sǎn

牵正散

yáng shì jiā cáng fāng

（《杨氏家藏方》）

qiān zhèng sǎn zhōng yòng jiāng cán　bái fù quán xiē gòng wéi sǎn

牵正散中用僵蚕，白附全蝎共为散，

fú yòng shǎo liàng rè jiǔ xià　miàn tān kǒu wāi gōng xiào xiǎn

服用少量热酒下，面瘫口㖞功效显。

ké xuè fāng

咳血方

dān xī xīn fǎ

（《丹溪心法》）

ké xuè fāng zhōng hē zǐ shōu　zhī zǐ fú hǎi shí guā lóu

咳血方中诃子收，栀子浮海石瓜蒌，

qīng dài xiè gān liáng xuè rè　gān huǒ shāng fèi fú zhī yōu

青黛泻肝凉血热，肝火伤肺服之优。

fù yuán huó xuè tāng

复元活血汤

yī xué fā míng

（《医学发明》）

fù yuán huó xuè tāng dà huáng　huā fěn shān jiǎ guī chái hú

复元活血汤大黄，花粉山甲归柴胡，

táo hóng gān cǎo jiān jiā jiù　sǔn shāng yū xuè zǒng néng chú

桃红甘草煎加就，损伤瘀血总能除。

xiāng sū sǎn
香苏散

tài píng huì mín hé jì jú fāng
（《太平惠民和剂局方》）

xiāng sū sǎn nèi yòng chén pí　xiāng fù zǐ sū èr yào suí
香苏散内用陈皮，香附紫苏二药随，
gān cǎo hé zhōng jiān fú zhèng　fēng hán qì zhì cǐ fāng yí
甘草和中兼扶正，风寒气滞此方宜。

xiāng rú sǎn
香薷散

tài píng huì mín hé jì jú fāng
（《太平惠民和剂局方》）

xīn jiā xiāng rú yǐn
新加香薷饮

wēn bìng tiáo biàn
（《温病条辨》）

sān wù xiāng rú dòu pò xiān　qū shǔ jiě biǎo sàn fēng hán
三物香薷豆朴先，祛暑解表散风寒，
ruò yì yín qiáo dòu yì huā　xīn jiā xiāng rú qū shǔ jiān
若益银翘豆易花，新加香薷祛暑煎。

bǎo yuán tāng
保元汤

bó ài xīn jiàn
（《博爱心鉴》）

bǎo yuán tāng fāng xìng gān wēn　guì cǎo shēn qí sì wèi cún
保元汤方性甘温，桂草参芪四味存，
xū sǔn láo què yòu kē dòu　yáng xū qì ruò lì néng zhèn
虚损劳却幼科痘，阳虚气弱力能振。

bǎo hé wán
保和丸
dān xī xīn fǎ
（《丹溪心法》）

bǎo hé shén qū yǔ shān zhā　lái fú chén líng qiáo bàn xià
保和神曲与山楂，莱菔陈苓翘半夏，
xiāo shí huà zhì hé wèi qì　jiān fú yì kě jiā mài yá
消食化滞和胃气，煎服亦可加麦芽。

dú huó jì shēng tāng
独活寄生汤
bèi jí qiān jīn yào fāng
（《备急千金要方》）

dú huó jì shēng jiāo fáng xīn　xiōng guī dì sháo guì líng jūn
独活寄生艽防辛，芎归地芍桂苓均，
dù zhòng niú xī rén shēn cǎo　fēng shī wán bì qū néng shēn
杜仲牛膝人参草，风湿顽痹屈能伸。

yǎng yīn qīng fèi tāng
养阴清肺汤
chóng lóu yù yào
（《重楼玉钥》）

yǎng yīn qīng fèi mài dì huáng　xuán shēn bèi cǎo dān sháo xiāng
养阴清肺麦地黄，玄参贝草丹芍襄，
bò he gòng jiān lì yān hóu　yīn xū bái hóu shì miào fāng
薄荷共煎利咽喉，阴虚白喉是妙方。

jì chuān jiān
济川煎
jǐng yuè quán shū
（《景岳全书》）

jì chuān guī xī ròu cōng róng　zé xiè shēng má zhǐ qiào cóng
济川归膝肉苁蓉，泽泻升麻枳壳从，
shèn xū jīn kūi cháng zhōng zào　yù tōng yú bǔ fǎ kān zōng
肾虚津亏肠中燥，寓通于补法堪宗。

shén xiān jiě yǔ dān
神仙解语丹

fù rén dà quán liáng fāng
（《妇人大全良方》）

shén xiān jiě yǔ bái fù xīng　chāng yuǎn tiān xiāng qiāng xiē tóng
神仙解语白附星，菖远天香羌蝎同，
miàn hú wéi wán bò he xià　huà tán tōng luò yòu xī fēng
面糊为丸薄荷下，化痰通络又息风。

十画

guì zhī tāng
桂枝汤

shāng hán lùn
（《伤寒论》）

guì zhī tāng zhì tài yáng fēng　sháo yào gān cǎo zǎo jiāng tóng
桂枝汤治太阳风，芍药甘草枣姜同，
jiě jī fā biǎo tiáo yíng wèi　biǎo xū zì hàn zuì yí yòng
解肌发表调营卫，表虚自汗最宜用。

guì zhī fú líng wán
桂枝茯苓丸

jīn guì yào lüè
（《金匮要略》）

jīn guì guì zhī fú líng wán　sháo yào táo hóng gòng fěn dān
金匮桂枝茯苓丸，芍药桃红共粉丹，
děng fēn wéi mò mì wán fú　huó xuè huà yū zhēng kuài sàn
等分为末蜜丸服，活血化瘀癥块散。

táo huā tāng
桃花汤

jīn guì yào lüè
（《金匮要略》）

chì shí zhī yǔ yú liáng wán
赤石脂禹余粮丸

shāng hán lùn
（《伤寒论》）

táo huā tāng zhōng chì shí zhī　jīng mǐ gān jiāng gòng yòng zhī
桃花汤中赤石脂，粳米干姜共用之，
shí zhī yòu yǔ yú liáng hé　jiǔ lì tuō gāng zhèng yí shī
石脂又与余粮合，久痢脱肛正宜施。

táo hé chéng qì tāng
桃核承气汤

shāng hán lùn
（《伤寒论》）

táo hé chéng qì wǔ yào shī　gān cǎo xiāo huáng bìng guì zhī
桃核承气五药施，甘草硝黄并桂枝，
xià jiāo xù xuè xiǎo fù zhàng　yū rè hù jié cǐ fāng yí
下焦蓄血小腹胀，瘀热互结此方宜。

zhēn rén yǎng zàng tāng
真人养脏汤

tài píng huì mín hé jì jú fāng
（《太平惠民和剂局方》）

zhēn rén yǎng zàng mù xiāng hē　sù qiào dāng guī ròu kòu kē
真人养脏木香诃，粟壳当归肉蔻科，
zhú sháo guì shēn gān cǎo gòng　tuō gāng jiǔ lì jí ān hé
术芍桂参甘草共，脱肛久痢即安和。

zhēn wǔ tāng

真武汤

shāng hán lùn

（《伤寒论》）

zhēn wǔ tāng zhuàng shèn zhōng yáng líng sháo zhú fù jiā shēng jiāng

真武汤壮肾中阳，苓芍术附加生姜，

shào yīn fù tòng hán shuǐ jù jì xuàn rún tì jí jiān cháng

少阴腹痛寒水聚，悸眩瞤惕急煎尝。

chái hú shū gān sǎn

柴胡疏肝散

zhèng zhì zhǔn shéng yǐn yī xué tǒng zhǐ

（《证治准绳》引《医学统旨》）

chái hú shū gān sháo chuān xiōng zhǐ qiào chén pí cǎo xiāng fù

柴胡疏肝芍川芎，枳壳陈皮草香附，

shū gān xíng qì jiān huó xuè xié lèi téng tòng jiē néng chú

疏肝行气兼活血，胁肋疼痛皆能除。

chái gě jiě jī tāng

柴葛解肌汤

shāng hán liù shū

（《伤寒六书》）

táo shì chái gě jiě jī tāng xié zài sān yáng rè shì zhāng

陶氏柴葛解肌汤，邪在三阳热势张，

qín yào jié gān qiāng huó zhǐ shí gāo dà zǎo yǔ shēng jiāng

芩药桔甘羌活芷，石膏大枣与生姜。

xiāo yáo sǎn

逍遥散

tài píng huì mín hé jì jú fāng

（《太平惠民和剂局方》）

dān zhī xiāo yáo sǎn

丹栀逍遥散

nèi kē zhāi yào

（《内科摘要》）

xiāo yáo sǎn zhōng sháo guī chái　líng zhú gān cǎo jiāng bò xié

逍遥散中芍归柴，苓术甘草姜薄偕，

shū gān yǎng xuè jiān lǐ pí　dān zhī jiā rù rè néng jié

疏肝养血兼理脾，丹栀加入热能竭。

tòu nóng sǎn

透脓散

wài kē zhèng zōng

（《外科正宗》）

tòu nóng sǎn yòng shēng huáng qí　guī xiōng shān jiǎ zào jiǎo qí

透脓散用生黄芪，归芎山甲皂角齐，

shuǐ jiān fú shí jiā bái jiǔ　nóng chéng nán kuì fú zhī yí

水煎服时加白酒，脓成难溃服之宜。

shè gān má huáng tāng

射干麻黄汤

jīn guì yào lüè

（《金匮要略》）

shè gān má huáng yì zhì shuǐ　bú zài fā biǎo zài xuān fèi

射干麻黄亦治水，不在发表在宣肺，

jiāng zǎo xì xīn kuǎn dōng huā　zǐ wǎn bàn xià jiā wǔ wèi

姜枣细辛款冬花，紫菀半夏加五味。

jiàn pí wán

健脾丸

zhèng zhì zhǔn shéng

（《证治准绳》）

jiàn pí shēn zhú líng cǎo chén　ròu kòu xiāng lián hé shā rén

健脾参术苓草陈，肉蔻香连合砂仁，

zhā ròu shān yào qū mài chǎo　xiāo bǔ jiān shī yòng zhī shén

楂肉山药曲麦炒，消补兼施用之神。

liáng gé sǎn
凉膈散

tài píng huì mín hé jì jú fāng
（《太平惠民和剂局方》）

liáng gé xiāo huáng zhī zǐ qiáo huáng qín gān cǎo bò he ráo
凉膈硝黄栀子翘，黄芩甘草薄荷饶，
gèng jiā zhú yè yǔ fēng mì zhōng jiāo zào shí fú zhī xiāo
更加竹叶与蜂蜜，中焦燥实服之消。

xiāo fēng sǎn
消风散

wài kē zhèng zōng
（《外科正宗》）

xiāo fēng jīng fáng chán niú bàng kǔ shēn hú má guī dì cāng
消风荆防蝉牛蒡，苦参胡麻归地苍，
zhī mǔ shí gāo mù tōng cǎo fēng zhěn shī zhěn fú zhī kāng
知母石膏木通草，风疹湿疹服之康。

hǎi zǎo yù hú tāng
海藻玉壶汤

wài kē zhèng zōng
（《外科正宗》）

hǎi zǎo yù hú dài kūn bù qīng pí chén pí qiáo bèi mǔ
海藻玉壶带昆布，青皮陈皮翘贝母，
dú huó gān cǎo xià guī xiōng sàn jié xiāo yǐng yí cháng fú
独活甘草夏归芎，散结消瘿宜常服。

sāng xìng tāng
桑杏汤

wēn bìng tiáo biàn
（《温病条辨》）

sāng xìng tāng zhōng xiàng bèi yí　shā shēn zhī chǐ yǔ lí pí
桑杏汤中象贝宜，沙参栀豉与梨皮，
wēn zào xí fèi mài fú shuò　xīn liáng gān rùn zào néng yī
温燥袭肺脉浮数，辛凉甘润燥能医。

sāng jú yǐn
桑菊饮

wēn bìng tiáo biàn
（《温病条辨》）

sāng jú yǐn zhōng jié gěng qiáo　xìng rén gān cǎo bò he ráo
桑菊饮中桔梗翘，杏仁甘草薄荷饶，
lú gēn wéi yǐn qīng qīng jì　fēng rè ké sòu fú zhī xiāo
芦根为饮轻清剂，风热咳嗽服之消。

sāng piāo xiāo sǎn
桑螵蛸散

běn cǎo yǎn yì
（《本草衍义》）

sāng piāo xiāo sǎn yòng lóng guī　shēn líng chāng yuǎn jí dāng guī
桑螵蛸散用龙龟，参苓菖远及当归，
niào pín yí niào jīng shī gù　bǔ shèn níng xīn fǎ wù wéi
尿频遗尿精失固，补肾宁心法勿违。

十一画

lǐ zhōng wán
理中丸

shāng hán lùn
（《伤寒论》）

lǐ zhōng wán zhǔ wēn zhōng yáng　rén shēn bái zhú gān cǎo jiāng
理中丸主温中阳，人参白术甘草姜，

yuán wéi pí wèi xū hán shè　hòu rén yǎn huà xǔ duō fāng
原为脾胃虚寒设，后人衍化许多方。

huáng tǔ tāng
黄土汤

jīn guì yào lüè
（《金匮要略》）

huáng tǔ tāng zhōng zhú dì huáng　ē jiāo fù cǎo huáng qín cháng
黄土汤中术地黄，阿胶附草黄芩尝，

zhōng jiāo xū hán chū xuè zhèng　wēn yáng jiàn pí zhǐ xuè fāng
中焦虚寒出血证，温阳健脾止血方。

huáng lóng tāng
黄龙汤

shāng hán liù shū
（《伤寒六书》）

huáng lóng tāng zhǐ pò xiāo huáng　shēn guī gān jié zǎo shēng jiāng
黄龙汤枳朴硝黄，参归甘桔枣生姜，

yáng míng fǔ shí qì xuè ruò　gōng bǔ jiān shī xiào lì qiáng
阳明腑实气血弱，攻补兼施效力强。

huáng qí guì zhī wǔ wù tāng
黄芪桂枝五物汤

jīn guì yào lüè
（《金匮要略》）

huáng qí guì zhī wǔ wù tāng　sháo yào dà zǎo yǔ shēng jiāng
黄芪桂枝五物汤，芍药大枣与生姜，
yì qì wēn jīng hé yíng wèi　xuè bì fú zhī gōng xiào liáng
益气温经和营卫，血痹服之功效良。

huáng lián ē jiāo tāng
黄连阿胶汤

shāng hán lùn
（《伤寒论》）

huáng lián ē jiāo jī zǐ huáng　huáng qín bái sháo hé chéng fāng
黄连阿胶鸡子黄，黄芩白芍合成方，
shuǐ kūi huǒ chì fán bú wò　zī yīn jiàng huǒ zì rán kāng
水亏火炽烦不卧，滋阴降火自然康。

huáng lián jiě dú tāng
黄连解毒汤

wài tái mì yào　yǐn cuī shì fāng
（《外台秘要》引崔氏方）

huáng lián jiě dú tāng sì wèi　huáng qín huáng bò zhī zǐ bèi
黄连解毒汤四味，黄芩黄柏栀子备，
cuò yǔ bù mián zào rè fán　tù nǜ bān kuáng jūn kě wéi
错语不眠躁热烦，吐衄斑狂均可为。

bì xiè fēn qīng yǐn
萆薢分清饮

yáng shì jiā cáng fāng
（《杨氏家藏方》）

bì xiè fēn qīng shí chāng pú　bēi xiè wū yào zhì rén wǔ
萆薢分清石菖蒲，萆薢乌药智仁伍，
huò jiā fú líng gòng jiān zhǔ　xū hán lìn zhuó zì kě chú
或加茯苓共煎煮，虚寒淋浊自可除。

yín qiáo sǎn

银翘散

wēn bìng tiáo biàn

（《温 病 条 辨》）

yín qiáo sǎn zhǔ shàng jiāo kē　zhú yè jīng niú chǐ bò he

银翘散主上焦疴，竹叶荆牛豉薄荷，

gān jié lú gēn liáng jiě fǎ　qīng xuān wēn rè zhǔ wú guò

甘桔芦根凉解法，轻宣温热煮无过。

zhū líng tāng

猪苓汤

shāng hán lùn

（《伤 寒 论》）

zhū líng tāng nèi yǒu fú líng　zé xiè ē jiāo huá shí bìng

猪苓汤内有茯苓，泽泻阿胶滑石并，

xiǎo biàn bú lì jiān fán kě　zī yīn lì shuǐ zhèng zì píng

小便不利兼烦渴，滋阴利水症自平。

má zǐ rén wán

麻子仁丸

shāng hán lùn

（《伤 寒 论》）

má zǐ rén wán zhì pí yuē　dà huáng zhǐ pò xìng rén sháo

麻子仁丸治脾约，大黄枳朴杏仁芍，

tǔ zào jīn kū biàn nán jiě　rùn cháng tōng biàn gōng xiào hǎo

土燥津枯便难解，润肠通便功效好。

má xìng gān shí tāng
麻杏甘石汤
shāng hán lùn
（《伤寒论》）

shāng hán má xìng gān shí tāng　sì yào zǔ chéng fǎ dù liáng
伤寒麻杏甘石汤，四药组成法度良，
xīn liáng shū xiè néng qīng fèi　dìng chuǎn chú fán xiào lì zhāng
辛凉疏泄能清肺，定喘除烦效力彰。

má huáng tāng
麻黄汤
shāng hán lùn
（《伤寒论》）

má huáng tāng zhōng yòng guì zhī　xìng rén gān cǎo sì bān shī
麻黄汤中用桂枝，杏仁甘草四般施，
wù hán fā rè tóu shēn tòng　chuǎn ér wú hàn fú zhī yí
恶寒发热头身痛，喘而无汗服之宜。

xuán fù dài zhě tāng
旋覆代赭汤
shāng hán lùn
（《伤寒论》）

xuán fù dài zhě yòng rén shēn　bàn xià jiāng gān dà zǎo lín
旋覆代赭用人参，半夏姜甘大枣临，
huà tán jiàng nì jiān tiáo bǔ　pǐ yìng ài qì lì néng jìn
化痰降逆兼调补，痞硬噫气力能禁。

líng jiǎo gōu téng tāng
羚角钩藤汤
tōng sú shāng hán lùn
（《通俗伤寒论》）

líng jiǎo gōu téng xiān dì huáng　fú shén bèi mǔ jú huā sāng
羚角钩藤鲜地黄，茯神贝母菊花桑，
bái sháo zhú rú bìng gān cǎo　rè shèng dòng fēng fú zhī kāng
白芍竹茹并甘草，热盛动风服之康。

qīng qì huà tán wán

清气化痰丸

yī fāng kǎo

（《医方考》）

qīng qì huà tán xìng guā lóu　fú líng zhǐ qín dǎn xīng tóu

清气化痰杏瓜蒌，茯苓枳芩胆星投，

chén xià jiāng zhī hú wán fú　zhuān zhì fèi rè ké tán chóu

陈夏姜汁糊丸服，专治肺热咳痰稠。

qīng wèi sǎn

清胃散

pí wèi lùn

（《脾胃论》）

qīng wèi sǎn yòng shēng má lián　dāng guī shēng dì mǔ dān quán

清胃散用升麻连，当归生地牡丹全，

huò jiā shí gāo xiè wèi rè　néng yī yá tòng jí yá xuān

或加石膏泻胃热，能医牙痛及牙宣。

qīng gǔ sǎn

清骨散

zhèng zhì zhǔn shéng

（《证治准绳》）

qīng gǔ sǎn yòng yín chái hú　hú lián qín jiāo biē jiǎ fǔ

清骨散用银柴胡，胡连秦艽鳖甲辅，

dì gǔ qīng hāo zhī mǔ cǎo　gǔ zhēng láo rè bìng kě chú

地骨青蒿知母草，骨蒸劳热病可除。

qīng yíng tāng
清营汤

wēn bìng tiáo biàn
（《温病条辨》）

qīng yíng tāng shì wēn bìng fāng　rè rù xīn bāo yíng xuè shāng
清营汤是温病方，热入心包营血伤，
xī jiǎo dān xuán lián dì mài　yín qiáo zhú yè fú zhī kāng
犀角丹玄连地麦，银翘竹叶服之康。

qīng shǔ yì qì tāng
清暑益气汤

wēn rè jīng wěi
（《温热经纬》）

qīng shǔ yì qì shēn hú dōng　lián zhī hé gěng zhú yè cóng
清暑益气参斛冬，连知荷梗竹叶从，
xī guā cuì yī gān cǎo mǐ　rè jiě jīn huí zì jiàn gōng
西瓜翠衣甘草米，热解津回自见功。

qīng zào jiù fèi tāng
清燥救肺汤

yī mén fǎ lǜ
（《医门法律》）

qīng zào jiù fèi shēn cǎo pá　shí gāo jiāo xìng mài hú má
清燥救肺参草杷，石膏胶杏麦胡麻，
jīng shuāng shōu xià dōng sāng yè　qīng zào rùn fèi xiào kě kuā
经霜收下冬桑叶，清燥润肺效可夸。

十二画

qióng yù gāo
琼玉膏
shēn tiě wèng fāng lù zì hóng shì jí yàn fāng
（申铁瓮方，录自《洪氏集验方》）

qióng yù gāo zhōng shēng dì huáng shēn líng bái mì liàn gāo cháng
琼玉膏中生地黄，参苓白蜜炼膏尝，
yīn xū fèi zào chéng láo sòu jīn shuǐ xiāng shēng xiào lì zhāng
阴虚肺燥成痨嗽，金水相生效力彰。

yuè bì tāng
越婢汤
jīn guì yào lüè
（《金匮要略》）

yuè bì tāng zhōng yǒu shí gāo má huáng shēng jiāng jiā zǎo cǎo
越婢汤中有石膏，麻黄生姜加枣草，
fēng shuǐ wù fēng yì shēn zhǒng shuǐ dào tōng tiáo zhǒng zì xiāo
风水恶风一身肿，水道通调肿自消。

yuè jū wán
越鞠丸
dān xī xīn fǎ
（《丹溪心法》）

yuè jū wán zhì liù bān yù qì xuè tán huǒ shī shí yīn
越鞠丸治六般郁，气血痰火湿食因，
xiōng cāng xiāng fù jiā zhī qū qì chàng yù shū tòng mèn shēn
芎苍香附加栀曲，气畅郁舒痛闷伸。

gě gēn huáng qín huáng lián tāng
葛根黄芩黄连汤

shāng hán lùn
（《伤寒论》）

gě gēn huáng qín huáng lián tāng　zài jiā gān cǎo gòng jiān cháng
葛根黄芩黄连汤，再加甘草共煎尝，
jiě biǎo qīng lǐ jiān hé wèi　chuǎn hàn zì lì bǎo ān kāng
解表清里兼和胃，喘汗自利保安康。

tòng xiè yào fāng
痛泻要方

dān xī xīn fǎ
（《丹溪心法》）

tòng xiè yào fāng yòng chén pí　zhú sháo fáng fēng gòng chéng jì
痛泻要方用陈皮，术芍防风共成剂，
fù tòng cháng míng xiè xiè zhèng　yì zài xiè gān yǔ shí pí
腹痛肠鸣泄泻证，意在泻肝与实脾。

pǔ jì xiāo dú yǐn
普济消毒饮

dōng yuán shì xiào fāng
（《东垣试效方》）

pǔ jì xiāo dú bàng qín lián　gān jié lán gēn bó qiào xuán
普济消毒蒡芩连，甘桔蓝根勃翘玄，
shēng chái chén bò jiāng cán rù　dà tóu wēn dú fú zhī quán
升柴陈薄僵蚕入，大头瘟毒服之痊。

wēn jīng tāng
温经汤

jīn guì yào lüè
（《金匮要略》）

wēn jīng tāng yòng yú guì xiōng　guī sháo dān pí jiāng xià dōng
温经汤用萸桂芎，归芍丹皮姜夏冬，
shēn cǎo yì pí jiāo yǎng xuè　tiáo jīng zhòng zài nuǎn bāo gōng
参草益脾胶养血，调经重在暖胞宫。

wēn dǎn tāng
温胆汤

sān yīn jí yī bìng zhèng fāng lùn
（《三因极一病证方论》）

wēn dǎn tāng zhōng líng bàn cǎo　zhǐ zhú chén pí jiā jiāng zǎo
温胆汤中苓半草，枳竹陈皮加姜枣，

xū fán bù mián zhèng duō duān　cǐ xì dǎn xū tán shàng rǎo
虚烦不眠证多端，此系胆虚痰上扰。

wēn pí tāng
温脾汤

bèi jí qiān jīn yào fāng
（《备急千金要方》）

wēn pí shēn fù yǔ gān jiāng　gān cǎo dāng guī xiāo dà huáng
温脾参附与干姜，甘草当归硝大黄，

hán rè bìng xíng zhì hán jī　qí fù jiǎo jié tòng fēi cháng
寒热并行治寒积，脐腹绞结痛非常。

xī jiǎo dì huáng tāng
犀角地黄汤

xiǎo pǐn fāng　lù zì　wài tái mì yào
（《小品方》，录自《外台秘要》）

xī jiǎo dì huáng sháo yào dān　xuè rè wàng xíng tù nǜ bān
犀角地黄芍药丹，血热妄行吐衄斑，

shén hūn zhān yǔ yīn xuè rè　jiě dú liáng xuè bìng kě quán
神昏谵语因血热，解毒凉血病可痊。

方剂

xī huáng wán

犀黄丸

wài kē quán shēng jí

（《外科全生集》）

xī huáng wán nèi yòng shè xiāng rǔ xiāng mò yào yǔ niú huáng

犀黄丸内用麝香，乳香没药与牛黄，

rǔ yán héng xuán huò luǒ lì zhèng qì wèi xū jūn kě cháng

乳岩横痃或瘰疬，正气未虚均可尝。

十三画

huái huā sǎn

槐花散

pǔ jì běn shì fāng

（《普济本事方》）

huái huā sǎn yòng zhì cháng fēng cè bǎi jiè suì zhǐ qiào cóng

槐花散用治肠风，侧柏芥穗枳壳从，

yì liáo zàng dú yǔ zhì lòu qīng cháng liáng xuè yòu shū fēng

亦疗脏毒与痔漏，清肠凉血又疏风。

hāo qín qīng dǎn tāng

蒿芩清胆汤

chóng dìng tōng sú shāng hán lùn

（《重订通俗伤寒论》）

hāo qín qīng dǎn zhǐ zhú rú chén xià fú líng bì yù shū

蒿芩清胆枳竹茹，陈夏茯苓碧玉疏，

rè zhòng hán qīng tán shī zhèng xiōng pǐ ǒu è zǒng néng chú

热重寒轻痰湿证，胸痞呕恶总能除。

nuǎn gān jiān
暖肝煎

jǐng yuè quán shū
（《景岳全书》）

nuǎn gān jiān zhōng qǐ fú guī guì chén wū yào jiāng xiǎo huí
暖肝煎中杞茯归，桂沉乌药姜小茴，
biāo běn jiān gù sàn hán zhì shàn qì fù tòng xiào kě tuī
标本兼顾散寒滞，疝气腹痛效可推。

十四画以上

suān zǎo rén tāng
酸枣仁汤

jīn guì yào lüè
（《金匮要略》）

suān zǎo rén tāng chuān xiōng cǎo fú líng zhī mǔ pèi hé hǎo
酸枣仁汤川芎草，茯苓知母配合好，
xū láo xīn gān xuè xū zhèng shī mián xuàn yūn liáo xiào gāo
虚劳心肝血虚证，失眠眩晕疗效高。

suō quán wán
缩泉丸

wèi shì jiā cáng fāng
（《魏氏家藏方》）

suō quán wán zhì xiǎo biàn pín páng guāng xū hán yí niào zhēn
缩泉丸治小便频，膀胱虚寒遗尿斟，
wū yào yì zhì gè děng fèn shān yào hú wán xiào gèng zhēn
乌药益智各等份，山药糊丸效更珍。

方剂

zēng yè tāng
增液汤

wēn bìng tiáo biàn
（《温病条辨》）

zēng yè tāng zhōng xuán dì dōng　zī yīn rùn zào yǒu shū gōng
增液汤中玄地冬，滋阴润燥有殊功，
rè bìng jīn kū cháng zào jié　zēng shuǐ xíng zhōu biàn zì tōng
热病津枯肠燥结，增水行舟便自通。

zēng yè chéng qì tāng
增液承气汤

wēn bìng tiáo biàn
（《温病条辨》）

zēng yè chéng qì shēn dì dōng　xiāo huáng jiā rù wǔ bān tóng
增液承气参地冬，硝黄加入五般同，
rè jié yīn kuī dà biàn mì　jiān fú néng shōu rùn xià gōng
热结阴亏大便秘，煎服能收润下功。

zhèn gān xī fēng tāng
镇肝熄风汤

yī xué zhōng zhōng cān xī lù
（《医学衷中参西录》）

zhèn gān xī fēng sháo lóng gǔ　huái xī mǔ lì guī tiān dōng
镇肝熄风芍龙骨，怀膝牡蛎归天冬，
dài zhě xuán shēn yīn chén cǎo　mài yá chuān liàn tóng jiàn gōng
代赭玄参茵陈草，麦芽川楝同建功。

jú pí zhú rú tāng
橘皮竹茹汤

jīn guì yào lüè
（《金匮要略》）

jú pí zhú rú zhì ǒu nì　rén shēn gān cǎo zǎo jiāng yì
橘皮竹茹治呕逆，人参甘草枣姜益，
wèi xū yǒu rè shī hé jiàng　jiǔ bìng zhī hòu gèng xiāng yí
胃虚有热失和降，久病之后更相宜。

jú hé wán
橘核丸

jì shēng fāng
（《济生方》）

jú hé wán zhōng chuān liàn guì zhǐ pò yán hú zǎo dài kūn
橘核丸中川楝桂，枳朴延胡藻带昆，
táo rén èr mù jiǔ hú wán tuí shàn wán tòng yán jiǔ tūn
桃仁二木酒糊丸，㿗疝顽痛盐酒吞。

yì yǐ fù zǐ bài jiàng sǎn
薏苡附子败酱散

jīn guì yào lüè
（《金匮要略》）

yì yǐ fù zǐ bài jiàng sǎn jiě dú sàn zhǒng lì bù huǎn
薏苡附子败酱散，解毒散肿力不缓，
cháng yōng chéng nóng yí jí tóu nóng xiè zhǒng xiāo fù zì ruǎn
肠痈成脓宜急投，脓泻肿消腹自软。

huò xiāng zhèng qì sǎn
藿香正气散

tài píng huì mín hé jì jú fāng
（《太平惠民和剂局方》）

huò xiāng zhèng qì fù pí sū gān jié chén líng zhú pò zhù
藿香正气腹皮苏，甘桔陈苓术朴助，
xià qū bái zhǐ jiā jiāng zǎo fēng hán shǔ shī bìng néng chú
夏曲白芷加姜枣，风寒暑湿并能除。

方剂

诊法

sì zhěn xīn fǎ yào jué
四诊心法要诀

wàng yǐ mù chá　wén yǐ ěr zhān
望以目察，闻以耳占，

wèn yǐ yán shěn　qiè yǐ zhǐ cān
问以言审，切以指参。

míng sī zhěn dào　shí bìng gēn yuán
明斯诊道，识病根源，

néng hé sè mài　kě yǐ wàn quán
能合色脉，可以万全。

wǔ xíng wǔ sè　qīng chì huáng bái
五行五色，青赤黄白，

hēi fù shēng qīng　rú huán cháng dé
黑复生青，如环常德。

biàn sè dà yào　shēng kè shùn nì
变色大要，生克顺逆。

qīng chì jiān huà　chì huáng hé yī
青赤兼化，赤黄合一，

huáng bái dàn huáng　hēi qīng shēn bì
黄白淡黄，黑青深碧，

bái hēi dàn hēi　bái qīng qiǎn bì
白黑淡黑，白青浅碧，

chì bái huà hóng　qīng huáng biàn lǜ
赤白化红，青黄变绿，

hēi chì zǐ chéng　hēi huáng lí lì
黑赤紫成，黑黄黧立。

tiān yǒu wǔ qì　sì rén rù bí
天有五气，食人入鼻，

cáng yú wǔ zàng　shàng huá miàn yí
藏于五脏，上华面颐。

gān qīng xīn chì　pí zàng sè huáng
肝青心赤，脾脏色黄，

fèi bái shèn hēi　wǔ zàng zhī cháng
肺白肾黑，五脏之常。

zàng sè wéi zhǔ　shí sè wéi kè
脏色为主，时色为客。

chūn qīng xià chì　qiū bái dōng hēi
春青夏赤，秋白冬黑。

zhǎng xià sì jì　sè huáng cháng zé
长夏四季，色黄常则。

kè shèng zhǔ shàn　zhǔ shèng kè è
客胜主善，主胜客恶。

sè mài xiāng hé　qīng xián chì hóng
色脉相合，青弦赤洪，

huáng huǎn bái fú　hēi chén nǎi píng
黄缓白浮，黑沉乃平。

yǐ jiàn qí sè　bù dé qí mài
已见其色，不得其脉，

dé kè zé sǐ　dé shēng zé shēng
得克则死，得生则生。

xīn bìng mài duó　qí sè bù duó
新病脉夺，其色不夺；

jiǔ bìng sè duó　qí mài bù duó
久病色夺，其脉不夺。

xīn bìng yì yǐ　sè mài bù duó
新病易已，色脉不夺；

jiǔ bìng nán zhì　sè mài jù duó
久病难治，色脉俱夺。

sè xiàn pí wài　qì hán pí zhōng
色见皮外，气含皮中，

nèi guāng wài zé　qì sè xiāng róng
内光外泽，气色相融。

yǒu sè wú qì　bú bìng mìng qīng
有色无气，不病命倾，

yǒu qì wú sè　suī kùn bù xiōng
有气无色，虽困不凶。

gǎo guǒ xióng huáng　pí zhuàng bìng zhēn
缟裹雄黄，脾状并臻，

gǎo guǒ hóng fèi　gǎo guǒ zhū xīn
缟裹红肺，缟裹朱心，

gǎo guǒ hēi chì　zǐ yàn shèn yuán
缟裹黑赤，紫艳肾缘，

gǎo guǒ lán chì　shí qīng shǔ gān
缟裹蓝赤，石青属肝。

qīng rú cāng bì　bú yù rú lán
青如苍壁，不欲如蓝，

chì bái guǒ zhū　pēi zhě sǐ yuán
赤白裹朱，衃赭死原，

hēi zhòng qī tái　bái yǔ kū yán
黑重漆炱，白羽枯盐，

xióng huáng luó guǒ　huáng tǔ zhōng nán
雄黄罗裹，黄土终难。

shé chì juǎn duǎn　xīn guān bìng cháng
舌赤卷短，心官病常，

fèi bí bái chuǎn　xiōng mǎn chuǎn zhāng
肺鼻白喘，胸满喘张，

gān mù zì qīng　pí bìng chún huáng
肝目眦青，脾病唇黄，
ěr hēi shèn bìng　shēn qiǎn fēn zhāng
耳黑肾病，深浅分彰。
zuǒ jiá bù gān　yòu jiá bù fèi
左颊部肝，右颊部肺，
é xīn kē shèn　bí pí bù wèi
额心颏肾，鼻脾部位。
bù xiàn běn sè　shēn qiǎn bìng lěi
部见本色，深浅病累，
ruò xiàn tā sè　àn fǎ tuī lèi
若见他色，按法推类。
tiān tíng miàn shǒu　quē shàng hóu yān
天庭面首，阙上喉咽，
quē zhōng yìn táng　hòu fèi zhī yuán
阙中印堂，候肺之原。
shān gēn hòu xīn　nián shòu hòu gān
山根候心，年寿候肝，
liǎng páng hòu dǎn　pí wèi bí duān
两旁候胆，脾胃鼻端。
jiá shèn yāo qí　quán xià dà cháng
颊肾腰脐，颧下大肠，
quán nèi xiǎo fǔ　miàn wáng zǐ páng
颧内小腑，面王子膀。
dāng quán hòu jiān　quán wài hòu bì
当颧候肩，颧外候臂，
quán wài zhī xià　nǎi hòu shǒu wèi
颧外之下，乃候手位。
gēn páng rǔ yīng　shéng shàng hòu bèi
根旁乳膺，绳上候背，

yá chē xià gǔ　xī jìng zú wèi
牙车下股，膝胫足位。

tíng quē bí duān　gāo qǐ zhí píng
庭阙鼻端，高起直平，

quán jiá fān bì　dà guǎng fēng lóng
颧颊蕃蔽，大广丰隆。

gǔ gé míng xiǎn　shòu xiǎng xiá líng
骨骼明显，寿享遐龄，

gǔ gé xiàn ruò　yì shòu xié gōng
骨骼陷弱，易受邪攻。

huáng chì fēng rè　qīng bái zhǔ hán
黄赤风热，青白主寒，

qīng hēi wéi tòng　shèn zé bì luán
青黑为痛，甚则痹挛。

huàng bái tuō xuè　wēi hēi shuǐ hán
皝白脱血，微黑水寒，

wěi huáng zhū xū　quán chì láo chán
痿黄诸虚，颧赤劳缠。

shì sè zhī ruì　suǒ xiàng bù guān
视色之锐，所向部官，

nèi zǒu wài yì　wài zǒu nèi nán
内走外易，外走内难。

guān bù sè mài　wǔ bìng jiāo cān
官部色脉，五病交参，

shàng nì xià shùn　zuǒ yòu fǎn diàn
上逆下顺，左右反阽。

chén zhuó huì àn　nèi jiǔ ér zhòng
沉浊晦暗，内久而重，

fú zé míng xiǎn　wài xīn ér qīng
浮泽明显，外新而轻，

诊法

qí bìng bú shèn bàn zé bàn míng
其病不甚，半泽半明，

yún sàn yì zhì tuán jù nán gōng
云散易治，抟聚难攻。

hēi tíng chì quán chū rú mǔ zhǐ
黑庭赤颧，出如拇指，

bìng suī xiǎo yù yì bì cù sǐ
病虽小愈，亦必卒死。

chún miàn hēi qīng wǔ guān hēi qǐ
唇面黑青，五官黑起，

cā cán hàn fěn bái sè jiē sǐ
擦残汗粉，白色皆死。

shàn sè bú bìng yú yì chéng dàng
善色不病，于义诚当，

è sè bú bìng bì zhǔ xiōng yāng
恶色不病，必主凶殃。

wǔ guān xiàn ruò tíng quē bù zhāng
五官陷弱，庭阙不张，

fān bì bēi xiǎo bú bìng shén qiáng
蕃蔽卑小，不病神强。

gān bìng shàn nù miàn sè dāng qīng
肝病善怒，面色当青，

zuǒ yǒu dòng qì zhuǎn jīn xié téng
左有动气，转筋胁疼，

zhū fēng diào xuàn shàn bìng ěr lóng
诸风掉眩，疝病耳聋，

mángmáng mù shì rú jiāng bǔ jīng
(盳盳)目视，如将捕惊。

xīn chì shàn xǐ shé hóng kǒu gān
心赤善喜，舌红口干，

qí shàng dòng qì　xīn xiōng tòng fán
脐上动气，心胸痛烦，
jiàn wàng jīng jì　zhēng chōng bù ān
健忘惊悸，怔忡不安，
shí kuáng hūn mào　xū bēi qī rán
实狂昏冒，虚悲凄然。

pí huáng shàn yōu　dāng qí dòng qì
脾黄善忧，当脐动气，
shàn sī shí shǎo　juàn dài fá lì
善思食少，倦怠乏力，
fù mǎn cháng míng　tòng ér xià lì
腹满肠鸣，痛而下利，
shí zé shēn zhòng　zhàng mǎn biàn bì
实则身重，胀满便闭。

fèi bái shàn bēi　qí yòu dòng qì
肺白善悲，脐右动气，
sǎ xī hán rè　ké tuò pēn tì
洒淅寒热，咳唾喷嚏，
chuǎn hū qì cù　fū tòng xiōng bì
喘呼气促，肤痛胸痹，
xū zé qì duǎn　bù néng xù xī
虚则气短，不能续息。

shèn hēi shàn kǒng　qí xià dòng qì
肾黑善恐，脐下动气，
fù zhàng zhǒng chuǎn　sōu biàn bú lì
腹胀肿喘，溲便不利，
yāo bèi shào fù　gǔ tòng qiàn qì
腰背少腹，骨痛欠气，
xīn xuán rú jī　zú hán jué nì
心悬如饥，足寒厥逆。

zhèng bìng zhèng sè　wéi bìng duō shùn
正病正色，为病多顺，

bìng sè jiāo cuò　wéi bìng duō nì
病色交错，为病多逆。

mǔ chéng zǐ shùn　zǐ chéng mǔ nì
母乘子顺，子乘母逆，

xiāng kè nì xiōng　xiāng shēng shùn jí
相克逆凶，相生顺吉。

sè shēng yú zàng　gè mìng qí bù
色生于脏，各命其部，

shén cáng yú xīn　wài hòu zài mù
神藏于心，外候在目。

guāng huì shén duǎn　liǎo liǎo shén zú
光晦神短，了了神足，

dān shī jiǔ bìng　shuāng shī jí gù
单失久病，双失即故。

miàn mù zhī sè　gè yǒu xiāng dāng
面目之色，各有相当，

jiāo hù cuò jiàn　jiē zhǔ shēn wáng
交互错见，皆主身亡。

miàn huáng yǒu jiù　zì hóng zhěn yáng
面黄有救，眦红疹疡，

zì huáng bìng yù　jīng huáng fā huáng
眦黄病愈，睛黄发黄。

bì mù yīn bìng　kāi mù bìng yáng
闭目阴病，开目病阳，

méng lóng rè shèng　shí míng nǜ cháng
朦胧热盛，时瞑衄常。

yáng jué dài yǎn　yīn tuō mù máng
阳绝戴眼，阴脱目盲，

qì tuō kuàng xiàn jīng dìng shén wáng
气脱眶陷，睛定神亡。

wǔ sè jì shěn wǔ yīn dāng míng
五色既审，五音当明。

shēng wéi yīn běn yīn yǐ shēng shēng
声为音本，音以声生，

shēng zhī yú yùn yīn suì yǐ míng
声之余韵，音遂以名。

jué zhǐ gōng shāng bìng yǔ wǔ shēng
角徵宫商，并羽五声，

zhōng kōng yǒu qiào gù fèi zhǔ shēng
中空有窍，故肺主声。

hóu wéi shēng lù huì yàn mén hù
喉为声路，会厌门户，

shé wéi shēng jī chún chǐ shān zhù
舌为声机，唇齿扇助。

kuān ài ruì dùn hòu bó zhī gù
宽隘锐钝，厚薄之故，

shé jū zhōng fā hóu yīn zhèng gōng
舌居中发，喉音正宫。

jí cháng xià zhuó chén hòu xióng hóng
极长下浊，沉厚雄洪，

kāi kǒu zhāng è kǒu yīn shāng chéng
开口张腭，口音商成。

cì cháng xià zhuó kēng qiāng sù qīng
次长下浊，铿锵肃清。

cuō kǒu chún yīn jí duǎn gāo qīng
撮口唇音，极短高清。

róu xì tòu chè jiān lì yǔ shēng
柔细透彻，尖利羽声，

诊法

shé diǎn chǐ yīn cì duǎn gāo qīng
舌点齿音，次短高清。

yì yáng yǒng yuè zhǐ shēng shǐ tōng
抑扬咏越，徵声始通，

jué suō shé yīn tiáo chàng zhèng zhōng
角缩舌音，条畅正中，

cháng duǎn gāo xià qīng zhuó hé píng
长短高下，清浊和平。

xǐ xīn suǒ gǎn xīn sǎn zhī shēng
喜心所感，忻散之声。

nù xīn suǒ gǎn fèn lì zhī shēng
怒心所感，忿厉之声。

āi xīn suǒ gǎn bēi sī zhī shēng
哀心所感，悲嘶之声。

lè xīn suǒ gǎn shū huǎn zhī shēng
乐心所感，舒缓之声。

jìng xīn suǒ gǎn zhèng sù zhī shēng
敬心所感，正肃之声。

ài xīn suǒ gǎn wēn hé zhī shēng
爱心所感，温和之声。

wǔ shēng zhī biàn biàn zé bìng shēng
五声之变，变则病生，

gān hū ér jí xīn xiào ér xióng
肝呼而急，心笑而雄，

pí gē yǐ màn fèi kū cù shēng
脾歌以漫，肺哭促声，

shèn shēn dī wēi sè kè zé xiōng
肾呻低微，色克则凶。

hào yán zhě rè lǎn yán zhě hán
好言者热，懒言者寒。

yán zhuàng wéi shí　yán qīng wéi xū
言壮为实，言轻为虚，

yán wēi nán fù　duó qì kě zhī
言微难复，夺气可知。

zhān wàng wú lún　shén míng yǐ shī
谵妄无伦，神明已失。

shī yīn shēng zhòng　nèi huǒ wài hán
失音声重，内火外寒。

chuāng tòng ér jiǔ　láo yǎ shǐ rán
疮痛而久，劳哑使然。

yǎ fēng bù yǔ　suī zhì mìng nán
哑风不语，虽治命难。

ōu gē shī yīn　bú zhì yì quán
讴歌失音，不治亦痊。

shēng sè jì xiáng　wèn yì dāng zhī
声色既详，问亦当知，

shì qí wǔ rù　yǐ zhī qǐ zhǐ
视其五入，以知起止。

xīn zhǔ wǔ xiù　zì rù wéi jiāo
心主五臭，自入为焦。

pí xiāng shèn fǔ　fèi xīng gān sào
脾香肾腐，肺腥肝臊。

pí zhǔ wǔ wèi　zì rù wéi gān
脾主五味，自入为甘。

gān suān xīn kǔ　fèi xīn shèn xián
肝酸心苦，肺辛肾咸。

shèn zhǔ wǔ yè　xīn hàn gān qì
肾主五液，心汗肝泣，

zì rù wéi tuò　pí xián fèi tì
自入为唾，脾涎肺涕。

bǎi bìng zhī cháng zhòu ān zhāo huì
百病之常，昼安朝慧，
xī jiā yè shèn zhèng xié jìn tuì
夕加夜甚，正邪进退。
cháo zuò zhī shí jīng shén wéi guì
潮作之时，精神为贵，
bù shuāi zhě shí kùn ruò xū lèi
不衰者实，困弱虚累。
zhòu jù ér rè yáng wàng yú yáng
昼剧而热，阳旺于阳，
yè jù ér hán yīn wàng yú yīn
夜剧而寒，阴旺于阴。
zhòu jù ér hán yīn shàng chéng yáng
昼剧而寒，阴上乘阳，
yè jù ér rè yáng xià xiàn yīn
夜剧而热，阳下陷阴。
zhòu yè hán jué chóng yīn wú yáng
昼夜寒厥，重阴无阳，
zhòu yè fán rè chóng yáng wú yīn
昼夜烦热，重阳无阴，
zhòu hán yè rè yīn yáng jiāo cuò
昼寒夜热，阴阳交错。
yǐn shí bú rù sǐ zhōng nán què
饮食不入，死终难却。
shí duō qì shǎo huǒ huà xīn quán
食多气少，火化新痊，
shí shǎo qì duō wèi fèi liǎng qiān
食少气多，胃肺两愆。
xǐ lěng yǒu rè xǐ rè yǒu hán
喜冷有热，喜热有寒，

hán rè xū shí duō shǎo zhī jiān
寒热虚实，多少之间。

dà biàn tōng bì guān hū xū shí
大便通闭，关乎虚实，

wú rè yīn jié wú hán yáng lì
无热阴结，无寒阳利。

xiǎo biàn hóng bái zhǔ hū rè hán
小便红白，主乎热寒，

yīn xū hóng qiǎn shī rè bái gān
阴虚红浅，湿热白泔。

wàng yǐ guān sè wèn yǐ cè qíng
望以观色，问以测情，

zhào yī zhì tà bú pàn bù jīng
召医至榻，不盼不惊。

huò gào zhī tòng bìng wú kǔ róng
或告之痛，并无苦容，

sè mài jiē hé zhà bìng qī méng
色脉皆和，诈病欺蒙。

mài zhī shēn yín bìng zhě cháng qíng
脉之呻吟，病者常情，

yáo tóu ér yán hù chù bì téng
摇头而言，护处必疼。

sān yán sān zhǐ yán jiǎn wéi fēng
三言三止，言謇为风。

yàn tuò hē qiàn jiē fēi bìng zhēng
咽唾呵欠，皆非病征。

hēi sè wú tòng nǚ dǎn shèn shāng
黑色无痛，女疸肾伤，

fēi dǎn xuè xù nǜ xià hòu huáng
非疸血蓄，衄下后黄。

诊法

miàn wēi huáng hēi　wén rào kǒu jiǎo
面微黄黑，纹绕口角，

jī shòu zhī róng　xún bì yē gé
饥瘦之容，询必噎膈。

bái bù tuō xuè　mài rú luàn sī
白不脱血，脉如乱丝，

wèn yīn kǒng bù　qì xià shén shī
问因恐怖，气下神失。

zhà bái zhà chì　mài fú qì qiè
乍白乍赤，脉浮气怯，

xiū kuì shén dàng　yǒu cǐ qì sè
羞愧神荡，有此气色。

méi qǐ wǔ sè　qí bìng zài pí
眉起五色，其病在皮，

yíng biàn rú dòng　xuè mài kě zhī
营变蠕动，血脉可知。

zì mù jīn bìng　chún kǒu zhǔ jī
眦目筋病，唇口主肌。

ěr zhǔ gǔ bìng　jiāo kū gòu ní
耳主骨病，焦枯垢泥。

fà shàng shǔ huǒ　xū xià shǔ shuǐ
发上属火，须下属水，

pí máo shǔ jīn　méi héng shǔ mù
皮毛属金，眉横属木，

shǔ tǔ zhī háo　yè yīn qí fù
属土之毫，腋阴脐腹。

fà zhí rú má　máo jiāo sǐ gù
发直如麻，毛焦死故。

yīn luò cóng jīng　ér yǒu cháng sè
阴络从经，而有常色，

yáng luò wú cháng suí shí biàn sè
阳络无常，随时变色。

hán duō zé níng níng zé hēi qīng
寒多则凝，凝则黑青，

rè duō zé nào nào zé huáng hóng
热多则淖，淖则黄红。

wèi zhī dà luò míng yuē xū lǐ
胃之大络，名曰虚里，

dòng zuǒ rǔ xià yǒu guò bù jí
动左乳下，有过不及，

qí dòng yìng yī zōng qì wài xiè
其动应衣，宗气外泄。

cù jié jī jù bú zhì zé sǐ
促结积聚，不至则死，

mài chǐ xiāng yìng chǐ hán xū xiè
脉尺相应，尺寒虚泻，

chǐ rè bìng wēn yīn xū hán rè
尺热病温，阴虚寒热。

fēng bìng chǐ huá bì bìng chǐ sè
风病尺滑，痹病尺涩，

chǐ dà fēng shèng chǐ xiǎo kuī jié
尺大丰盛，尺小亏竭。

zhǒu hòu yāo fù shǒu gǔ zú duān
肘候腰腹，手股足端，

chǐ wài jiān bèi chǐ ròu yīng qián
尺外肩背，尺肉膺前。

zhǎng zhōng fù zhōng yú qīng wèi hán
掌中腹中，鱼青胃寒，

hán rè suǒ zài bìng shēng rè hán
寒热所在，病生热寒。

zhěn qí shàng xià　shàng wèi xià cháng
诊脐上下，上胃下肠，
fù pí hán rè　cháng wèi xiāng dāng
腹皮寒热，肠胃相当。
wèi xǐ lěng yǐn　cháng xǐ rè tāng
胃喜冷饮，肠喜热汤，
rè wú zhuó zhuó　hán wú cāng cāng
热无灼灼，寒无沧沧。
wèi rè kǒu mí　xuán xīn shàn jī
胃热口糜，悬心善饥，
cháng rè lì rè　chū huáng rú mí
肠热利热，出黄如糜。
wèi hán qīng jué　fù zhàng ér téng
胃寒清厥，腹胀而疼，
cháng hán niào bái　sūn xiè cháng míng
肠寒尿白，飧泻肠鸣。
mù xíng zhī rén　qí sè bì cāng
木形之人，其色必苍，
shēn zhí wǔ xiǎo　wǔ shòu wǔ cháng
身直五小，五瘦五长。
duō cái láo xīn　duō yōu láo shì
多才劳心，多忧劳事，
ruǎn ruò qū duǎn　yī yǒu fēi liáng
软弱曲短，一有非良。
huǒ xíng chì míng　xiǎo miàn wǔ ruì
火形赤明，小面五锐，
fǎn lòu piān lòu　shén qīng zhǔ guì
反露偏陋，神清主贵。
zhòng qì qīng cái　shǎo xìn duō lǜ
重气轻财，少信多虑，

hào dòng xīn jí zuì jì bú pèi
好动心急，最忌不配。

tǔ xíng zhī zhuàng huáng liàng wǔ yuán
土形之状，黄亮五圆，

wǔ shí wǔ hòu wǔ duǎn guì quán
五实五厚，五短贵全，

miàn yuán tóu dà hòu fù gǔ jiān
面圆头大，厚腹股肩，

róng rén yǒu xìn xíng huǎn xīn ān
容人有信，行缓心安。

jīn xíng jié bái wǔ zhèng wǔ fāng
金形洁白，五正五方，

wǔ cháo wǔ rùn piān xiāo bài wáng
五朝五润，偏削败亡，

jū chù jìng hàn xíng lián xìng gāng
居处静悍，行廉性刚，

wéi lì wēi sù jiān xiǎo wú shāng
为吏威肃，兼小无伤。

shuǐ xíng zǐ rùn miàn féi bù píng
水形紫润，面肥不平，

wǔ féi wǔ nèn wǔ xiù wǔ qīng
五肥五嫩，五秀五清，

liú dòng yáo shēn cháng bú jìng wèi
流动摇身，常不敬畏，

nèi qī wài gōng cū zhuó zhǔ fèi
内欺外恭，粗浊主废。

guì hū xiāng dé zuì jì xiāng shèng
贵乎相得，最忌相胜，

xíng shèng sè wēi sè shèng xíng zhòng
形胜色微，色胜形重。

zhì shèng shí nián jiā gǎn zé bìng
至胜时年，加感则病。

nián jì qī jiǔ yóu yí shèn kǒng
年忌七九，犹宜慎恐。

xíng yǒu qiáng ruò ròu yǒu cuì jiān
形有强弱，肉有脆坚，

qiáng zhě nán fàn ruò zhě yì gān
强者难犯，弱者易干。

féi shí shǎo tán zuì pà rú mián
肥食少痰，最怕如绵，

shòu shí duō huǒ zhuó gǔ nán quán
瘦食多火，着骨难全。

xíng qì yǐ tuō mài tiáo yóu sǐ
形气已脱，脉调犹死，

xíng qì bù zú mài tiáo kě yī
形气不足，脉调可医。

xíng shèng mài xiǎo shǎo qì xiū zhì
形盛脉小，少气休治，

xíng shuāi mài dà duō qì sǐ qī
形衰脉大，多气死期。

jǐng tòng chuǎn jí mù guǒ zhǒng shuǐ
颈痛喘疾，目裹肿水，

miàn zhǒng fēng shuǐ zú zhǒng shí shuǐ
面肿风水，足肿石水，

shǒu zhǒng zhì wàn zú zhǒng zhì huái
手肿至腕，足肿至踝，

miàn zhǒng zhì xiàng yáng xū kě jiē
面肿至项，阳虚可嗟。

tóu qīng shì shēn bèi qū jiān suí
头倾视深，背曲肩随，

zuò zé yāo wěi　zhuǎn yáo chí huí
坐则腰痿，转摇迟回。
xíng zé lóu fǔ　lì zé zhèn diào
行则偻俯，立则振掉，
xíng shén jiāng duó　jīn gǔ huī tuí
形神将夺，筋骨虺颓。
tài yīn qíng zhuàng　tān ér bù rén
太阴情状，贪而不仁，
hǎo rù wù chū　xià yì mào qīn
好入恶出，下意貌亲，
bù suí shí wù　hòu dòng yú rén
不随时务，后动于人，
cháng dà shì lóu　qí sè shèn shèn
长大似偻，其色黮黮。
shào yīn qíng zhuàng　xiǎo tān zéi xīn
少阴情状，小贪贼心，
xǐ shī yùn dé　shāng hài wú ēn
喜失愠得，伤害无恩，
lì zé xiǎn zào　guǎ hé wú qīn
立则险躁，寡和无亲，
xíng rú fú shǔ　yì jù yì xīn
行如伏鼠，易惧易欣。
tài yáng qíng zhuàng　zì dà xuān áng
太阳情状，自大轩昂，
yǎng xiōng tǐng fù　zú gāo qì yáng
仰胸挺腹，足高气扬，
zhì dà xū shuō　zuò shì hào qiáng
志大虚说，作事好强，
suī bài wú huǐ　zì yòng rú cháng
虽败无悔，自用如常。

shào yáng qíng zhuàng　dì dì zì guì
少阳情状，提谛自贵，

zhì xiǎo yì yíng　hào wài bú nèi
志小易盈，好外不内，

lì zé hào yǎng　xíng zé hào yáo
立则好仰，行则好摇，

liǎng bì liǎng zhǒu　cháng chū yú bèi
两臂两肘，常出于背。

dé yīn yáng zhèng　píng hé zhī rén
得阴阳正，平和之人，

wú wéi jù jù　wú wéi xīn xīn
无为惧惧，无为忻忻，

wǎn rán cóng wù　sù rán zì xīn
婉然从物，肃然自新，

qiān qiān jūn zǐ　ǎi ǎi jí rén
谦谦君子，蔼蔼吉人。

wàng zhěn zūn jīng
望诊遵经

xiàng qì shí fǎ tí gāng
相气十法提纲

dà fán wàng zhěn xiān fēn bù wèi hòu guān qì sè yù
大凡望诊，先分部位，后观气色。欲
shí wǔ sè zhī jīng wēi dāng zhī shí fǎ zhī gāng lǐng shí fǎ zhě
识五色之精微，当知十法之纲领。十法者，
fú chén qīng zhuó wēi shèn sǎn tuán zé yāo shì yě hé
浮沉、清浊、微甚、散抟、泽夭是也。何
wèi fú chén sè xiǎn yú pí fū jiān zhě wèi zhī fú yǐn yú pí fū
谓浮沉？色显于皮肤间者谓之浮，隐于皮肤
nèi zhě wèi zhī chén fú zhě bìng zài biǎo chén zhě bìng zài lǐ
内者谓之沉。浮者病在表，沉者病在里。
chū fú ér hòu chén zhě bìng zì biǎo ér zhī lǐ chū chén ér hòu
初浮而后沉者，病自表而之里；初沉而后
fú zhě bìng zì lǐ ér zhī biǎo cǐ yǐ fú chén fēn biǎo lǐ yě
浮者，病自里而之表。此以浮沉分表里也。
hé wèi qīng zhuó qīng zhě qīng míng qí sè shū yě zhuó zhě
何谓清浊？清者清明，其色舒也；浊者
zhuó àn qí sè cǎn yě qīng zhě bìng zài yáng zhuó zhě bìng zài
浊暗，其色惨也。清者病在阳，浊者病在
yīn zì qīng ér zhuó yáng bìng rù yīn zì zhuó ér qīng yīn
阴。自清而浊，阳病入阴；自浊而清，阴
bìng zhuǎn yáng cǐ yǐ qīng zhuó fēn yīn yáng yě hé wèi wēi
病转阳。此以清浊分阴阳也。何谓微

shèn sè qiǎn dàn zhě wèi zhī wēi sè shēn nóng zhě wèi zhī shèn
甚？色浅淡者谓之微，色深浓者谓之甚。
wēi zhě zhèng qì xū shèn zhě xié qì shí zì wēi ér shèn zé
微者正气虚，甚者邪气实。自微而甚，则
xiān xū ér hòu shí zì shèn ér wēi zé xiān shí ér hòu xū cǐ
先虚而后实；自甚而微，则先实而后虚。此
yǐ wēi shèn fēn xū shí yě hé wèi sǎn tuán sǎn zhě shū lí
以微甚分虚实也。何谓散抟？散者疏离，
qí sè kāi yě tuán zhě yōng zhì qí sè bì yě sǎn zhě bìng jìn
其色开也；抟者壅滞，其色闭也。散者病近
jiāng jiě tuán zhě bìng jiǔ jiàn jù xiān tuán ér hòu sǎn zhě bìng
将解，抟者病久渐聚。先抟而后散者，病
suī jiǔ ér jiāng jiě xiān sǎn ér hòu tuán zhě bìng suī jìn ér jiàn
虽久而将解；先散而后抟者，病虽近而渐
jù cǐ yǐ sǎn tuán fēn jiǔ jìn yě hé wèi zé yāo qì sè zī
聚。此以散抟分久近也。何谓泽夭？气色滋
rùn wèi zhī zé qì sè kū gǎo wèi zhī yāo zé zhě zhǔ shēng
润谓之泽，气色枯槁谓之夭。泽者主生，
yāo zhě zhǔ sǐ jiāng yāo ér jiàn zé zhě jīng shén fù shèng xiān
夭者主死。将夭而渐泽者，精神复盛；先
zé ér jiàn yāo zhě xuè qì yì shuāi cǐ yǐ zé yāo fēn chéng bài
泽而渐夭者，血气益衰。此以泽夭分成败
yě gài shí fǎ zhě biàn qí sè zhī qì yě wǔ sè zhě biàn
也。盖十法者，辨其色之气也；五色者，辨
qí qì zhī sè yě qì zhě sè zhī biàn sè zhě qì zhī cháng qì
其气之色也。气者色之变，色者气之常。气
yīn sè ér qí lǐ shǐ míng sè yīn qì ér qí yì nǎi zhù qì yě
因色而其理始明，色因气而其义乃著。气也
sè yě fēn yán zhī zé jīng wēi zhī dào xiǎn hé guān zhī zé bìng
色也，分言之则精微之道显，合观之则病

zhèng zhī biàn zhāng cǐ qì sè zhī tí gāng yě jīng yuē xiàng
证之变彰。此气色之提纲也。经曰：相

qì bù wēi bù zhī shì fēi zhǔ yì fú qù nǎi zhī xīn gù qí
气不微，不知是非，属意弗去，乃知新故。其

shì zhī wèi hū
是之谓乎。

wàng fǎ yīn yáng zǒng gāng
望法阴阳总纲

míng táng chá sè yǐ zàng fǔ bù wèi wéi tǐ yǐ qì sè
明堂察色，以脏腑部位为体，以气色

zhěn fǎ wéi yòng gù fēn guān zhī kě yǐ shí qí cháng hé cān
诊法为用。故分观之，可以识其常；合参

zhī kě yǐ tōng qí biàn rán jiū qí cháng biàn ér yuán qí shǐ
之，可以通其变。然究其常变，而原其始

zhōng yào bù lí hū yīn yáng zhī zhǐ gài yīn yáng zhě tiān dì
终，要不离乎阴阳之旨。盖阴阳者，天地

zhī dào yě wàn wù zhī gāng jì biàn huà zhī fù mǔ shēng shā
之道也，万物之纲纪，变化之父母，生杀

zhī běn shǐ shén míng zhī fǔ yě gù yǐ wǔ sè fēn yán zhī
之本始，神明之府也。故以五色分言之，

qīng shǔ shào yáng wàng yú chūn chì shǔ tài yáng wàng yú
青属少阳，旺于春；赤属太阳，旺于

xià bái shǔ tài yīn wàng yú qiū hēi shǔ shào yīn wàng yú
夏；白属太阴，旺于秋；黑属少阴，旺于

dōng huáng shǔ zhōng yāng tǔ jì yú sì jì wàng yú zhǎng
冬；黄属中央土，寄于四季，旺于长

xià yǐ liù bù fēn yán zhī wài zhě shàng zhě zuǒ zhě jiē wéi
夏。以六部分言之，外者、上者、左者皆为

yáng nèi zhě xià zhě yòu zhě jiē wéi yīn yǐ shí fǎ fēn yán
阳，内者、下者、右者皆为阴。以十法分言

zhī fú qīng shèn sǎn zé wéi yáng chén zhuó
之，浮、清、甚、散、泽为阳，沉、浊、

wēi tuán yāo wéi yīn yú shì hū qì sè jiān jiàn bù wèi hù
微、抟、夭为阴。于是乎气色兼见，部位互

kǎo zé yīn yáng xiāng cuò yīn zhōng yǒu yáng yáng zhōng yǒu
考，则阴阳相错，阴中有阳，阳中有

yīn cǐ yīn yáng zhī zǒng gāng yě gù yīn yáng zhī dào yáng
阴，此阴阳之总纲也。顾阴阳之道，阳

qīng yīn zhuó yáng shēng yīn jiàng yáng rè yīn hán yáng dòng
清阴浊，阳升阴降，阳热阴寒，阳动

yīn jìng yáng wài yīn nèi yáng shàng yīn xià yáng zuǒ yīn yòu
阴静，阳外阴内，阳上阴下，阳左阴右，

yáng dào shí yīn dào xū yáng cháng yǒu yú yīn cháng bù zú
阳道实，阴道虚，阳常有余，阴常不足。

shì yǐ sè jiàn zhū yáng zhě yì zhì jiàn zhū yīn zhě nán liáo wài gǎn
是以色见诸阳者易治，见诸阴者难疗；外感

yīn bìng jiàn yáng sè zhě yì zhì yáng bìng jiàn yīn sè zhě nán liáo
阴病见阳色者易治，阳病见阴色者难疗。

nèi shāng yáng bìng jiàn yīn sè zhě yì zhì yīn bìng jiàn yáng sè zhě
内伤阳病见阴色者易治，阴病见阳色者

nán liáo fán cǐ yīn yáng zhī lǐ jì kě hé qì sè bù wèi yǐ
难疗。凡此阴阳之理，既可合气色部位以

xiāng cān yì kě hé zàng fǔ bìng zhèng yǐ xiāng zhèng zhě yě
相参，亦可合脏腑病证以相证者也。

yì zhuàn yuē yì yīn yì yáng zhī wèi dào yīn yáng bú cè
《易传》曰：一阴一阳之谓道，阴阳不测

zhī wèi shén nèi jīng yuē dé shén zhě chāng shī shén zhě
之谓神。《内经》曰：得神者昌，失神者

wáng yīn yáng biàn huà yī yǐ guàn zhī yǐ
亡。阴阳变化，一以贯之矣。

wàng shé zhěn fǎ tí gāng

望舌诊法提纲

gài wén dào yuán yú tiān ér jù yú xīn xīn zhě shēng zhī
盖闻道原于天，而具于心。心者生之
běn xíng zhī jūn zhì xū zhì líng jù zhòng lǐ ér yìng wàn shì
本，形之君，至虚至灵，具众理而应万事
zhě yě qí qiào kāi yú shé qí jīng tōng yú shé shé zhě xīn zhī
者也，其窍开于舌，其经通于舌。舌者心之
wài hòu yě shì yǐ wàng shé ér kě cè qí zàng fǔ jīng luò hán
外候也，是以望舌，而可测其脏腑经络寒
rè xū shí yě yuē ér yán zhī dà gāng yǒu wǔ yī yuē xíng
热虚实也。约而言之，大纲有五：一曰形
róng èr yuē qì sè sān yuē tāi gòu sì yuē jīn yè wǔ yuē
容，二曰气色，三曰苔垢，四曰津液，五曰
bù wèi wǔ zhě fēn lùn zé qí tǐ míng wǔ zhě hé guān zé
部位。五者分论，则其体明；五者合观，则
qí yòng dá yǐ
其用达矣。

yóu shì chá qí xíng róng shé cháng yǒu cì yě wú cì zhě
由是察其形容，舌常有刺也，无刺者
qì shuāi yě cì dà cì duō zhě xié qì shí cì wēi cì shǎo
气衰也。刺大刺多者，邪气实；刺微刺少
zhě zhèng qì xū shé cháng wú wén yě yǒu wén zhě xuè shuāi
者，正气虚。舌常无纹也，有纹者血衰
yě wén shǎo wén qiǎn zhě shuāi zhī wēi wén duō wén shēn
也。纹少纹浅者，衰之微；纹多纹深
zhě shuāi zhī shèn shé zhǒng zhě bìng zài xuè shé wěi zhě
者，衰之甚。舌肿者，病在血。舌萎者，
bìng zài ròu shé piān xié zhě bìng zài jīng shé quē xiàn zhě
病在肉。舌偏斜者，病在经。舌缺陷者，

bìng zài zàng shé zhàn dòng zhě bìng zài pí shé zòng shé suō
病在脏。舌战动者，病在脾。舌纵舌缩

zhě bìng zài xīn shé liè shé làn zhě bìng zài mài shé juǎn shé
者，病在心。舌裂舌烂者，病在脉。舌卷舌

duǎn zhě xīn gān zhī zhèng hòu shé jiàng shé yìng zhě xīn pí zhī
短者，心肝之证候。舌强舌硬者，心脾之

bìng xíng nòng shé zhě tài yīn zhī xíng zhèng niè shé zhě
病形。弄舌者，太阴之形症。啮舌者，

shào yīn zhī qì nì zhū tài guò zhě bìng zài wài zhū bù jí zhě
少阴之气逆。诸太过者病在外，诸不及者

bìng zài nèi cǐ jiē xíng róng zhī mù yě
病在内。此皆形容之目也。

yóu shì guān qí qì sè shé chì zhě xīn zhī zhèng sè yě
由是观其气色，舌赤者，心之正色也。

shēn chì zhě wéi tài guò dàn hóng zhě wéi bù jí shēn ér zǐ zhě
深赤者为太过，淡红者为不及；深而紫者

xuè fēn rè dàn ér bái zhě qì fēn hán shēn qīng zhě yū xuè téng
血分热，淡而白者气分寒；深青者瘀血疼

tòng dàn hēi zhě qì xuè xū hán shēn chì ér hēi zhě rè jí
痛，淡黑者气血虚寒；深赤而黑者热极，

dàn bái ér qīng zhě hán shēn zhū sè qiǎn zhě zhèng xū zhū sè
淡白而青者寒深；诸色浅者正虚，诸色

shēn zhě xié shí míng rùn ér yǒu xuè sè zhě shēng kū àn ér wú
深者邪实；明润而有血色者生，枯暗而无

xuè sè zhě sǐ cǐ jiē qì sè zhī mù yě
血色者死。此皆气色之目也。

yóu shì shì qí tāi gòu shé cháng yǒu tāi yě wú tāi zhě xū
由是视其苔垢，舌常有苔也，无苔者虚

yě tāi gòu bó zhě xíng qì bù zú tāi gòu hòu zhě bìng qì yǒu
也。苔垢薄者形气不足，苔垢厚者病气有

yú bái tāi zhě bìng zài biǎo huáng tāi zhě bìng zài lǐ huī hēi
余；白苔者病在表，黄苔者病在里，灰黑
tāi zhě bìng zài shào yīn tāi sè yóu bái ér huáng yóu huáng ér
苔者病在少阴。苔色由白而黄，由黄而
hēi zhě bìng rì jìn tāi sè yóu hēi ér huáng yóu huáng ér bái
黑者，病日进；苔色由黑而黄，由黄而白
zhě bìng rì tuì cǐ jiē tāi gòu zhī mù yě
者，病日退。此皆苔垢之目也。

yóu shì shěn qí jīn yè zī rùn zhě qí cháng huá sè zhě
由是审其津液，滋润者其常，滑涩者
qí biàn huá wéi hán hán yǒu shàng xià nèi wài zhī biàn sè wéi
其变。滑为寒，寒有上下内外之辨；涩为
rè rè yǒu biǎo lǐ xū shí zhī fēn cǐ jiē jīn yè zhī mù yě
热，热有表里虚实之分。此皆津液之目也。

yóu shì fēn qí bù wèi shǒu shào yīn tōng shé běn zú shào
由是分其部位，手少阴通舌本，足少
yīn jiā shé běn zú jué yīn luò shé běn zú tài yīn lián shé běn
阴夹舌本，足厥阴络舌本，足太阴连舌本、
sàn shé xià shé běn zài xià shé jiān zài shàng shé zhōng wéi
散舌下。舌本在下，舌尖在上，舌中为
nèi shé biān wéi wài zuǒ bìng zhě yìng zài zuǒ yòu bìng zhě yìng
内，舌边为外。左病者应在左，右病者应
zài yòu ér fán xíng róng zhī biàn qì sè zhī shū yǔ fú tāi gòu
在右。而凡形容之变，气色之殊，与夫苔垢
zhī fēn jīn yè zhī biàn jiē kě yǐ shì tuī zhī cǐ bù wèi zhī
之分，津液之辨，皆可以是推之。此部位之
mù yě
目也。

fú rán hòu jǔ fú wǔ zhě zhī dà gāng yǐ cān jiū wǔ zhě zhī
夫然后举夫五者之大纲，以参究五者之

xì mù yǐ hé guān huà ér cái zhī tuī ér xíng zhī qí lǐ wú
细目以合观，化而裁之，推而行之，其理无
qióng qí yòng bú jìn yǐ suī rán wǔ zhě zhī yòng gù zài tōng
穷，其用不尽矣。虽然五者之用，固在通
biàn ér wǔ zhě zhī biàn yòu zài qiú shén shén yě zhě líng
变，而五者之变，又在求神。神也者，灵
dòng jīng shuǎng hóng huó xiān míng dé zhī zé shēng shī zhī
动精爽，红活鲜明，得之则生，失之
zé sǐ biàn huà bù kě lí sī xū bù kě qù zhě yě shì yòu
则死，变化不可离，斯须不可去者也。是又
wǔ fǎ zhī běn yě tā rú zhū shū zhī tiáo mù xuǎn lù yú hòu
五法之本也。他如诸书之条目，选录于后
piān xué zhě hé wǔ fǎ ér chá zhī cān sì zhěn ér zhì zhī shù
篇。学者合五法而察之，参四诊而治之，庶
hū qí bú bèi yǐ
乎其不悖矣。

yī xué shí zài yì
医学实在易

wèn zhèng shī
问证诗

yī wèn hán rè èr wèn hàn
一问寒热二问汗，
sān wèn tóu shēn sì wèn biàn
三问头身四问便，
wǔ wèn yǐn shí liù wèn xiōng
五问饮食六问胸，
qī lóng bā kě jù dāng biàn
七聋八渴俱当辨，
jiǔ wèn jiù bìng shí wèn yīn
九问旧病十问因，
zài jiān fú yào cān jī biàn
再兼服药参机变。
fù rén yóu bì wèn jīng qī
妇人尤必问经期，
chí sù bì bēng jiē kě jiàn
迟速闭崩皆可见。
zài tiān piàn yǔ gào ér kē
再添片语告儿科，
tiān huā má zhěn quán zhān yàn
天花麻疹全占验。

濒湖脉学

bīn hú mài xué

浮（阳）

fú yáng

fú mài jǔ zhī yǒu yú àn zhī bù zú mài jīng
浮脉，举之有余，按之不足。《脉经》

rú wēi fēng chuī niǎo bèi shàng máo yàn yàn niè niè rú xún yú jiá sù wèn
如微风吹鸟背上毛。厌厌聂聂，如循榆荚。《素问》

rú shuǐ piāo mù cuī shì
如水漂木。崔氏

rú niǎn cōng yè lí shì
如捻葱叶。黎氏

✲体状诗

tǐ zhuàng shī

fú mài wéi cóng ròu shàng xíng rú xún yú jiá sì máo qīng
浮脉惟从肉上行，如循榆荚似毛轻。

sān qiū dé lìng zhī wú yàng jiǔ bìng féng zhī què kě jīng
三秋得令知无恙，久病逢之却可惊。

✲相类诗

xiāng lèi shī

fú rú mù zài shuǐ zhōng fú fú dà zhōng kōng nǎi shì kōu
浮如木在水中浮，浮大中空乃是芤。

pāi pāi ér fú shì hóng mài lái shí suī shèng qù yōu yōu
拍拍而浮是洪脉，来时虽盛去悠悠。

fú mài qīng píng sì niǎn cōng xū lái chí dà huò rán kōng
浮脉轻平似捻葱，虚来迟大豁然空。

fú ér róu xì fāng wéi rú sǎn sì yáng huā wú dìng zōng
浮而柔细方为濡，散似杨花无定踪。

zhǔ bìng shī
❀主病诗

fú mài wéi yáng biǎo bìng jū chí fēng shuò rè jǐn hán jū
浮脉为阳表病居，迟风数热紧寒拘。

fú ér yǒu lì duō fēng rè wú lì ér fú shì xuè xū
浮而有力多风热，无力而浮是血虚。

cùn fú tóu tòng xuàn shēng fēng huò yǒu fēng tán jù zài xiōng
寸浮头痛眩生风，或有风痰聚在胸。

guān shàng tǔ shuāi jiān mù wàng chǐ zhōng sōu biàn bù liú tōng
关上土衰兼木旺，尺中溲便不流通。

chén yīn
沉（阴）

chén mài zhòng shǒu àn zhì jīn gǔ nǎi dé mài jīng
沉脉，重手按至筋骨乃得。《脉经》

rú mián guǒ shā nèi gāng wài róu yáng shì rú shí tóu shuǐ
如绵裹砂，内刚外柔。杨氏　如石投水，

bì jí qí dǐ
必极其底。

tǐ zhuàng shī
❀体状诗

shuǐ xíng rùn xià mài lái chén jīn gǔ zhī jiān ruǎn huá yún
水行润下脉来沉，筋骨之间软滑匀。

nǚ zǐ cùn xī nán zǐ chǐ sì shí rú cǐ hào wéi píng
女子寸兮男子尺，四时如此号为平。

xiāng lèi shī
❀相类诗

chén bāng jīn gǔ zì tiáo yún fú zé tuī jīn zhuó gǔ xún
沉帮筋骨自调匀，伏则推筋着骨寻。

chén xì rú mián zhēn ruò mài xián cháng shí dà shì láo xíng
沉细如绵真弱脉，弦长实大是牢形。

zhǔ bìng shī
✻主病诗

chén qián shuǐ xù yīn jīng bìng shuò rè chí hán huá yǒu tán
沉潜水蓄阴经病，数热迟寒滑有痰。

wú lì ér chén xū yǔ qì chén ér yǒu qì jī bìng hán
无力而沉虚与气，沉而有气积并寒。

cùn chén tán yù shuǐ tíng xiōng guān zhǔ zhōng hán tòng bù tōng
寸沉痰郁水停胸，关主中寒痛不通。

chǐ bù zhuó yí bìng xiè lì shèn xū yāo jí xià yuán tōng
尺部浊遗并泄痢，肾虚腰及下元痌。

chí 迟（yīn 阴）

chí mài yì xī sān zhì qù lái jí màn mài jīng
迟脉，一息三至，去来极慢。《脉经》

tǐ zhuàng shī
✻体状诗

chí lái yì xī zhì wéi sān yáng bú shèng yīn qì xuè hán
迟来一息至惟三，阳不胜阴气血寒。

dàn bǎ fú chén fēn biǎo lǐ xiāo yīn xū yì huǒ zhī yuán
但把浮沉分表里，消阴须益火之原。

xiāng lèi shī
✻相类诗

mài lái sān zhì hào wéi chí xiǎo kuài yú chí zuò huǎn chí
脉来三至号为迟，小快于迟作缓持。

chí xì ér nán zhī shì sè fú ér chí dà yǐ xū tuī
迟细而难知是涩，浮而迟大以虚推。

中医必背蓝宝书（大字拼音版）

zhǔ bìng shī

✻主病诗

chí sī zàng bìng huò duō tán　chén gù zhēng jiǎ zǐ xì kàn
迟司脏病或多痰，沉痼癥瘕仔细看。
yǒu lì ér chí wéi lěng tòng　chí ér wú lì dìng xū hán
有力而迟为冷痛，迟而无力定虚寒。
cùn chí bì shì shàng jiāo hán　guān zhǔ zhōng hán tòng bù kān
寸迟必是上焦寒，关主中寒痛不堪。
chǐ shì shèn xū yāo jiǎo zhòng　sōu biàn bù jīn shàn qiān wán
尺是肾虚腰脚重，溲便不禁疝牵丸。

shuò　yáng

数（阳）

shuò mài　yì xī liù zhì　mài jīng　mài liú bó jí
数脉，一息六至。《脉经》脉流薄疾。
sù wèn
《素问》

tǐ zhuàng shī

✻体状诗

shuò mài xī jiān cháng liù zhì　yīn wēi yáng shèng bì kuáng fán
数脉息间常六至，阴微阳盛必狂烦。
fú chén biǎo lǐ fēn xū shí　wéi yǒu ér tóng zuò jí kàn
浮沉表里分虚实，惟有儿童作吉看。

xiāng lèi shī

✻相类诗

shuò bǐ píng rén duō yí zhì　jǐn lái rú shuò sì tán shéng
数比平人多一至，紧来如数似弹绳。
shuò ér shí zhǐ míng wéi cù　shuò jiàn guān zhōng dòng mài xíng
数而时止名为促，数见关中动脉形。

zhǔ bìng shī
✻主病诗

shuò mài wéi yáng rè kě zhī　zhǐ jiāng jūn xiàng huǒ lái yī
数脉为阳热可知，只将君相火来医。
shí yí liáng xiè xū wēn bǔ　fèi bìng qiū shēn què wèi zhī
实宜凉泻虚温补，肺病秋深却畏之。
cùn shuò yān hóu kǒu shé chuāng　tù hóng ké sòu fèi shēng yáng
寸数咽喉口舌疮，吐红咳嗽肺生疡。
dāng guān wèi huǒ bìng gān huǒ　chǐ shǔ zī yīn jiàng huǒ tāng
当关胃火并肝火，尺属滋阴降火汤。

huá 滑（yáng zhōng yīn 阳中阴）

huá mài　wǎng lái qián què　liú lì zhǎn zhuǎn　tì tì rán
滑脉，往来前却，流利展转，替替然
rú zhū zhī yìng zhǐ　mài jīng　lù lù rú yù tuō
如珠之应指。《脉经》漉漉如欲脱。

tǐ zhuàng　xiāng lèi shī
✻体状、相类诗

huá mài rú zhū tì tì rán　wǎng lái liú lì què huán qián
滑脉如珠替替然，往来流利却还前。
mò jiāng huá shuò wéi tóng lèi　shuò mài wéi kàn zhì shù jiān
莫将滑数为同类，数脉惟看至数间。

zhǔ bìng shī
✻主病诗

huá mài wéi yáng yuán qì shuāi　tán shēng bǎi bìng shí shēng zāi
滑脉为阳元气衰，痰生百病食生灾。
shàng wéi tù nì xià xù xuè　nǚ mài tiáo shí dìng yǒu tāi
上为吐逆下蓄血，女脉调时定有胎。
cùn huá gé tán shēng ǒu tù　tūn suān shé jiàng huò ké sòu
寸滑膈痰生呕吐，吞酸舌强或咳嗽。

dāng guān sù shí gān pí rè　kě lì tuí lìn kàn chǐ bù
当关宿食肝脾热，渴痢㿗淋看尺部。

sè yīn
涩（阴）

sè mài　xì ér chí　wǎng lái nán　duǎn qiě sǎn　huò yì zhǐ
涩脉，细而迟，往来难，短且散，或一止

fù lái　mài jīng　cān wǔ bù tiáo　sù wèn　rú qīng dāo guā
复来。《脉经》参伍不调。《素问》如轻刀刮

zhú　mài jué　rú yǔ zhān shā　tōng zhēn zǐ　rú bìng cán shí yè
竹。《脉诀》如雨沾沙。通真子 如病蚕食叶。

tǐ zhuàng shī
✻体状诗

xì chí duǎn sè wǎng lái nán　sǎn zhǐ yī xī yìng zhǐ jiān
细迟短涩往来难，散止依稀应指间。

rú yǔ zhān shā róng yì sàn　bìng cán shí yè màn ér jiān
如雨沾沙容易散，病蚕食叶慢而艰。

xiāng lèi shī
✻相类诗

cān wǔ bù tiáo míng yuē sè　qīng dāo guā zhú duǎn ér nán
参伍不调名曰涩，轻刀刮竹短而难。

wēi sì miǎo máng wēi ruǎn shèn　fú chén bù bié yǒu wú jiān
微似秒芒微软甚，浮沉不别有无间。

zhǔ bìng shī
✻主病诗

sè yuán xuè shǎo huò shāng jīng　fǎn wèi wáng yáng hàn yǔ lín
涩缘血少或伤精，反胃亡阳汗雨淋。

hán shī rù yíng wéi xuè bì　nǚ rén fēi yùn jí wú jīng
寒湿入营为血痹，女人非孕即无经。

cùn sè xīn xū tòng duì xiōng　wèi xū xié zhàng chá guān zhōng
寸涩心虚痛对胸，胃虚胁胀察关中。

chǐ wéi jīng xuè jù shāng hòu　cháng jié sōu lìn huò xià hóng
尺为精血俱伤候，肠结溲淋或下红。

xū　yīn
虚（阴）

xū mài　chí dà ér ruǎn　àn zhī wú lì　yǐn zhǐ huò huò
虚脉，迟大而软，按之无力，隐指豁豁

rán kōng　mài jīng
然空。《脉经》

tǐ zhuàng　xiāng lèi shī
✲体状、相类诗

jǔ zhī chí dà àn zhī sōng　mài zhuàng wú yá lèi gǔ kōng
举之迟大按之松，脉状无涯类谷空。

mò bǎ kōu xū wéi yí lì　kōu lái fú dà sì cí cōng
莫把芤虚为一例，芤来浮大似慈葱。

zhǔ bìng shī
✲主病诗

mài xū shēn rè wéi shāng shǔ　zì hàn zhēng chōng jīng jì duō
脉虚身热为伤暑，自汗怔忡惊悸多。

fā rè yīn xū xū zǎo zhì　yǎng yíng yì qì mò cuō tuó
发热阴虚须早治，养营益气莫蹉跎。

xuè bù róng xīn cùn kǒu xū　guān zhōng fù zhàng shí nán shū
血不荣心寸口虚，关中腹胀食难舒。

gǔ zhēng wěi bì shāng jīng xuè　què zài shén mén liǎng bù jū
骨蒸痿痹伤精血，却在神门两部居。

shí　yáng
实（阳）

shí mài　fú chén jiē dé　mài dà ér cháng　wēi xián
实脉，浮沉皆得，脉大而长，微弦，

yìng zhǐ bì bì rán　mài jīng
应指愊愊然。《脉经》

tǐ zhuàng shī
✲体状诗

fú chén jiē dé dà ér cháng yìng zhǐ wú xū bì bì qiáng
浮沉皆得大而长，应指无虚愊愊强。
rè yùn sān jiāo chéng zhuàng huǒ tōng cháng fā hàn shǐ ān kāng
热蕴三焦成壮火，通肠发汗始安康。

xiāng lèi shī
✲相类诗

shí mài fú chén yǒu lì qiáng jǐn rú tán suǒ zhuǎn wú cháng
实脉浮沉有力强，紧如弹索转无常。
xū zhī láo mài bāng jīn gǔ shí dà wēi xián gèng dài cháng
须知牢脉帮筋骨，实大微弦更带长。

zhǔ bìng shī
✲主病诗

shí mài wéi yáng huǒ yù chéng fā kuáng zhān yǔ tù pín pín
实脉为阳火郁成，发狂谵语吐频频。
huò wéi yáng dú huò shāng shí dà biàn bù tōng huò qì téng
或为阳毒或伤食，大便不通或气疼。
cùn shí yīng zhī miàn rè fēng yān téng shé jiàng qì tián xiōng
寸实应知面热风，咽疼舌强气填胸。
dāng guān pí rè zhōng gōng mǎn chǐ shí yāo cháng tòng bù tōng
当关脾热中宫满，尺实腰肠痛不通。

cháng yáng
长（阳）

cháng mài bú dà bù xiǎo tiáo tiáo zì ruò zhū shì rú jiē cháng gān mò shāo wéi píng rú yǐn shéng rú xún cháng gān wéi bìng sù wèn
长脉，不大不小，迢迢自若。朱氏 如揭长竿末梢，为平；如引绳，如循长竿，为病。《素问》

tǐ zhuàng xiāng lèi shī

✲体状、相类诗

guò yú běn wèi mài míng cháng xián zé fēi rán dàn mǎn zhāng

过于本位脉名长，弦则非然但满张。

xián mài yǔ cháng zhēng jiào yuǎn liáng gōng chǐ dù zì néng liáng

弦脉与长争较远，良工尺度自能量。

zhǔ bìng shī

✲主病诗

cháng mài tiáo tiáo dà xiǎo yún fǎn cháng wéi bìng sì qiān shéng

长脉迢迢大小匀，反常为病似牵绳。

ruò fēi yáng dú diān xián bìng jí shì yáng míng rè shì shēn

若非阳毒癫痫病，即是阳明热势深。

duǎn yīn
短（阴）

duǎn mài bù jí běn wèi mài jué yìng zhǐ ér huí

短脉，不及本位。《脉诀》应指而回，

bù néng mǎn bù mài jīng

不能满部。《脉经》

tǐ zhuàng xiāng lèi shī

✲体状、相类诗

liǎng tóu suō suō míng wéi duǎn sè duǎn chí chí xì qiě nán

两头缩缩名为短，涩短迟迟细且难。

duǎn sè ér fú qiū xǐ jiàn sān chūn wéi zéi yǒu xié gān

短涩而浮秋喜见，三春为贼有邪干。

zhǔ bìng shī

✲主病诗

duǎn mài wéi yú chǐ cùn xún duǎn ér huá shuò jiǔ shāng shén

短脉惟于尺寸寻，短而滑数酒伤神。

fú wéi xuè sè chén wéi pǐ cùn zhǔ tóu téng chǐ fù téng

浮为血涩沉为痞，寸主头疼尺腹疼。

hóng yáng

洪（阳）

hóng mài zhǐ xià jí dà mài jīng lái shèng qù

洪脉，指下极大。《脉经》来盛去

shuāi sù wèn lái dà qù cháng tōng zhēn zǐ

衰。《素问》来大去长。通真子

tǐ zhuàng shī

✽体状诗

mài lái hóng shèng qù huán shuāi mǎn zhǐ tāo tāo yìng xià shí

脉来洪盛去还衰，满指滔滔应夏时。

ruò zài chūn qiū dōng yuè fèn shēng yáng sàn huǒ mò hú yí

若在春秋冬月份，升阳散火莫狐疑。

xiāng lèi shī

✽相类诗

hóng mài lái shí pāi pāi rán qù shuāi lái shèng sì bō lán

洪脉来时拍拍然，去衰来盛似波澜。

yù zhī shí mài cēn cī chù jǔ àn xián cháng bì bì jiān

欲知实脉参差处，举按弦长愊愊坚。

zhǔ bìng shī

✽主病诗

mài hóng yáng shèng xuè yīng xū xiàng huǒ yán yán rè bìng jū

脉洪阳盛血应虚，相火炎炎热病居。

zhàng mǎn wèi fān xū zǎo zhì yīn xū xiè lì kě chóu chú

胀满胃翻须早治，阴虚泄痢可踌躇。

cùn hóng xīn huǒ shàng jiāo yán fèi mài hóng shí jīn bù kān

寸洪心火上焦炎，肺脉洪时金不堪。

gān huǒ wèi xū guān nèi chá shèn xū yīn huǒ chǐ zhōng kàn

肝火胃虚关内察，肾虚阴火尺中看。

微（阴）

微脉极细而软，按之如欲绝，若有若无。

《脉经》细而稍长。戴氏

✲体状、相类诗

微脉轻微潎潎乎，按之欲绝有如无。
微为阳弱细阴弱，细比于微略较粗。

✲主病诗

气血微兮脉亦微，恶寒发热汗淋漓。
男为劳极诸虚候，女作崩中带下医。
寸微气促或心惊，关脉微时胀满形。
尺部见之精血弱，恶寒消瘅痛呻吟。

紧（阳）

紧脉，来往有力，左右弹人手。《素问》如转索无常。仲景 数如切绳。《脉经》如纫箄线。丹溪

tǐ zhuàng shī

✲体 状 诗

jǔ rú zhuǎn suǒ qiè rú shéng mài xiàng yīn zhī dé jǐn míng

举如转索切如绳，脉象因之得紧名。

zǒng shì hán xié lái zuò kòu nèi wéi fù tòng wài shēn téng

总是寒邪来作寇，内为腹痛外身疼。

xiāng lèi shī jiàn xián shí

✲相类诗 见弦、实。

zhǔ bìng shī

✲主病诗

jǐn wéi zhū tòng zhǔ yú hán chuǎn ké fēng xián tù lěng tán

紧为诸痛主于寒，喘咳风痫吐冷痰。

fú jǐn biǎo hán xū fā yuè jǐn chén wēn sàn zì rán ān

浮紧表寒须发越，紧沉温散自然安。

cùn jǐn rén yíng qì kǒu fēn dāng guān xīn fù tòng chén chén

寸紧人迎气口分，当关心腹痛沉沉。

chǐ zhōng yǒu jǐn wéi yīn lěng dìng shì bēn tún yǔ shàn téng

尺中有紧为阴冷，定是奔豚与疝疼。

huǎn yīn
缓（阴）

huǎn mài qù lái xiǎo kuài yú chí mài jīng yì xī sì

缓脉，去来小快于迟。《脉经》 一息四

zhì dài shì rú sī zài jīng bù juǎn qí zhóu yìng zhǐ hé huǎn

至。戴氏 如丝在经，不卷其轴，应指和缓，

wǎng lái shèn yún zhāng tài sù rú chū chūn yáng liǔ wǔ fēng zhī

往来甚匀。张太素 如初春杨柳舞风之

xiàng yáng xuán cāo rú wēi fēng qīng zhǎn liǔ shāo huá bó rén

象。杨玄操 如微风轻飐柳梢。滑伯仁

tǐ zhuàng shī
✲体状诗

huǎn mài ē ē sì zhì tōng liǔ shāo niǎo niǎo zhǎn qīng fēng
缓脉阿阿四至通，柳梢袅袅飐轻风。
yù cóng mài lǐ qiú shén qì zhǐ zài cóng róng hé huǎn zhōng
欲从脉里求神气，只在从容和缓中。

xiāng lèi shī jiàn chí mài
✲相类诗 见迟脉。

zhǔ bìng shī
✲主病诗

huǎn mài yíng shuāi wèi yǒu yú huò fēng huò shī huò pí xū
缓脉营衰卫有余，或风或湿或脾虚。
shàng wéi xiàng jiàng xià wěi bì fēn bié fú chén dà xiǎo qū
上为项强下痿痹，分别浮沉大小区。
cùn huǎn fēng xié xiàng bèi jū guān wéi fēng xuàn wèi jiā xū
寸缓风邪项背拘，关为风眩胃家虚。
shén mén rú xiè huò fēng mì huò shì pán shān zú lì yū
神门濡泄或风秘，或是蹒跚足力迂。

kōu yáng zhōng yīn
芤（阳中阴）

kōu mài fú dà ér ruǎn àn zhī zhōng yāng kōng liǎng biān shí
芤脉，浮大而软，按之中央空，两边实。
mài jīng
《脉经》
zhōng kōng wài shí zhuàng rú cí cōng
中空外实，状如慈葱。

tǐ zhuàng shī
✲体状诗

kōu xíng fú dà ruǎn rú cōng biān shí xū zhī nèi yǐ kōng
芤形浮大软如葱，边实须知内已空。
huǒ fàn yáng jīng xuè shàng yì rè qīn yīn luò xià liú hóng
火犯阳经血上溢，热侵阴络下流红。

中医必背蓝宝书（大字拼音版）

xiāng lèi shī
✻相类诗

zhōng kōng páng shí nǎi wéi kōu　fú dà ér chí xū mài hū
中空旁实乃为芤，浮大而迟虚脉呼。

kōu gèng dài xián míng yuē gé　kōu wéi shī xuè gé xuè xū
芤更带弦名曰革，芤为失血革血虚。

zhǔ bìng shī
✻主病诗

cùn kōu jī xuè zài yú xiōng　guān lǐ féng kōu cháng wèi yōng
寸芤积血在于胸，关里逢芤肠胃痈。

chǐ bù jiàn zhī duō xià xuè　chì lìn hóng lì lòu bēng zhōng
尺部见之多下血，赤淋红痢漏崩中。

xián　yáng zhōng yīn
弦（阳中阴）

xián mài　duān zhí yǐ cháng　sù wèn　rú zhāng gōng xián　mài jīng　àn zhī bù yí　chuò chuò rú àn qín sè xián　cháo shì　zhuàng ruò zhēng xián　mài jué　cóng zhōng zhí guò　tǐng rán zhí xià　kān wù

弦脉，端直以长。《素问》如张弓弦。《脉经》按之不移，绰绰如按琴瑟弦。巢氏　状若筝弦。《脉诀》从中直过，挺然直下。《刊误》

tǐ zhuàng shī
✻体状诗

xián mài tiáo tiáo duān zhí cháng　gān jīng mù wàng tǔ yīng shāng
弦脉迢迢端直长，肝经木旺土应伤。

nù qì mǎn xiōng cháng yù jiào　yì méng tóng zǐ lèi lín làng
怒气满胸常欲叫，翳蒙瞳子泪淋浪。

xiāng lèi shī
✿ 相类诗

xián lái duān zhí sì sī xián jǐn zé rú shéng zuǒ yòu tán
弦来端直似丝弦，紧则如绳左右弹。

jǐn yán qí lì xián yán xiàng láo mài xián cháng chén fú jiān
紧言其力弦言象，牢脉弦长沉伏间。

zhǔ bìng shī
✿ 主病诗

xián yìng dōng fāng gān dǎn jīng yǐn tán hán rè nüè chán shēn
弦应东方肝胆经，饮痰寒热疟缠身。

fú chén chí shuò xū fēn bié dà xiǎo dān shuāng yǒu zhòng qīng
浮沉迟数须分别，大小单双有重轻。

cùn xián tóu tòng gé duō tán hán rè zhēng jiǎ chá zuǒ guān
寸弦头痛膈多痰，寒热癥瘕察左关。

guān yòu wèi hán xīn fù tòng chǐ zhōng yīn shàn jiǎo jū luán
关右胃寒心腹痛，尺中阴疝脚拘挛。

gé yīn
革（阴）

gé mài xián ér kōu zhòng jǐng rú àn gǔ pí dān xī
革脉，弦而芤。仲景 如按鼓皮。丹溪

tǐ zhuàng zhǔ bìng shī
✿ 体状、主病诗

gé mài xíng rú àn gǔ pí kōu xián xiāng hé mài hán xū
革脉形如按鼓皮，芤弦相合脉寒虚。

nǚ rén bàn chǎn bìng bēng lòu nán zǐ yíng xū huò mèng yí
女人半产并崩漏，男子营虚或梦遗。

xiāng lèi shī jiàn kōu láo
✿ 相类诗 见芤、牢。

牢（阴中阳）

牢脉，似沉似伏，实大而长，微弦。《脉经》

✻体状、相类诗

弦长实大脉牢坚，牢位常居沉伏间。
革脉芤弦自浮起，革虚牢实要详看。

✻主病诗

寒则牢坚里有余，腹心寒痛木乘脾。
疝㿗癥瘕何愁也，失血阴虚却忌之。

濡（阴）即软字

濡脉，极软而浮细，如帛在水中，轻手相得，按之无有。《脉经》如水上浮沤。

✻体状诗

濡形浮细按须轻，水面浮绵力不禁。

诊法

bìng hòu chǎn zhōng yóu yǒu yào　　píng rén ruò jiàn shì wú gēn
病后产中犹有药，平人若见是无根。

xiāng lèi shī
✲相类诗

fú ér róu xì zhī wéi rú　　chén xì ér róu zuò ruò chí
浮而柔细知为濡，沉细而柔作弱持。

wēi zé fú wēi rú yù jué　　xì lái chén xì jìn yú wēi
微则浮微如欲绝，细来沉细近于微。

zhǔ bìng shī
✲主病诗

rú wéi wáng xuè yīn xū bìng　　suǐ hǎi dān tián àn yǐ kūi
濡为亡血阴虚病，髓海丹田暗已亏。

hàn yǔ yè lái zhēng rù gǔ　　xuè shān bēng dǎo shī qīn pí
汗雨夜来蒸入骨，血山崩倒湿侵脾。

cùn rú yáng wēi zì hàn duō　　guān zhōng qí nài qì xū hé
寸濡阳微自汗多，关中其奈气虚何。

chǐ shāng jīng xuè xū hán shèn　　wēn bǔ zhēn yīn kě qǐ kē
尺伤精血虚寒甚，温补真阴可起疴。

ruò　yīn
弱（阴）

ruò mài　jí ruǎn ér chén xì　àn zhī nǎi dé　jǔ shǒu wú yǒu　mài jīng
弱脉，极软而沉细，按之乃得，举手无有。《脉经》

tǐ zhuàng shī
✲体状诗

ruò lái wú lì àn zhī róu　　róu xì ér chén bú jiàn fú
弱来无力按之柔，柔细而沉不见浮。

yáng xiàn rù yīn jīng xuè ruò　　bái tóu yóu kě shào nián chóu
阳陷入阴精血弱，白头犹可少年愁。

xiāng lèi shī jiàn rú mài
✲相类诗 见濡脉。

zhǔ bìng shī
✲主病诗

ruò mài yīn xū yáng qì shuāi wù hán fā rè gǔ jīn wěi
弱脉阴虚阳气衰，恶寒发热骨筋痿。

duō jīng duō hàn jīng shén jiǎn yì qì tiáo yíng jí zǎo yī
多惊多汗精神减，益气调营急早医。

cùn ruò yáng xū bìng kě zhī guān wéi wèi ruò yǔ pí shuāi
寸弱阳虚病可知，关为胃弱与脾衰。

yù qiú yáng xiàn yīn xū bìng xū bǎ shén mén liǎng bù tuī
欲求阳陷阴虚病，须把神门两部推。

sǎn yīn
散（阴）

sǎn mài dà ér sǎn yǒu biǎo wú lǐ mài jīng huàn màn bù shōu cuī shì wú tǒng jì wú jū shù zhì shù bù qí huò lái duō qù shǎo huò qù duō lái shǎo huàn sàn bù shōu rú yáng huā sǎn màn zhī xiàng liǔ shì
散脉，大而散，有表无里。《脉经》涣漫不收。崔氏 无统纪，无拘束，至数不齐，或来多去少，或去多来少。涣散不收，如杨花散漫之象。柳氏

tǐ zhuàng shī
✲体状诗

sǎn sì yáng huā sǎn màn fēi qù lái wú dìng zhì nán qí
散似杨花散漫飞，去来无定至难齐。

chǎn wéi shēng zhào tāi wéi duò jiǔ bìng féng zhī bú bì yī
产为生兆胎为堕，久病逢之不必医。

诊法

xiāng lèi shī
✻相类诗

sǎn mài wú jū sǎn màn rán　rú lái fú xì shuǐ zhōng mián
散脉无拘散漫然，濡来浮细水中绵。

fú ér chí dà wéi xū mài　kōu mài zhōng kōng yǒu liǎng biān
浮而迟大为虚脉，芤脉中空有两边。

zhǔ bìng shī
✻主病诗

zuǒ cùn zhēng chōng yòu cùn hàn　yì yǐn zuǒ guān yīng ruǎn sǎn
左寸怔忡右寸汗，溢饮左关应软散。

yòu guān ruǎn sǎn héng fū zhǒng　sǎn jū liǎng chǐ hún yīng duàn
右关软散胻胕肿，散居两尺魂应断。

xì yīn
细（阴）

xì mài　xiǎo yú wēi ér cháng yǒu　xì zhí ér ruǎn　ruò sī xiàn zhī yìng zhǐ　mài jīng
细脉，小于微而常有，细直而软，若丝线之应指。《脉经》

tǐ zhuàng shī
✻体状诗

xì lái léi léi xì rú sī　yìng zhǐ chén chén wú jué qī
细来累累细如丝，应指沉沉无绝期。

chūn xià shào nián jù bú lì　qiū dōng lǎo ruò què xiāng yí
春夏少年俱不利，秋冬老弱却相宜。

xiāng lèi shī　jiàn wēi　rú
✻相类诗　见微、濡。

zhǔ bìng shī
✻主病诗

xì mài yíng yíng xuè qì shuāi　zhū xū láo sǔn qī qíng guāi
细脉萦萦血气衰，诸虚劳损七情乖。

ruò fēi shī qì qīn yāo shèn jí shì shāng jīng hàn xiè lái
若非湿气侵腰肾，即是伤精汗泄来。

cùn xì yīng zhī ǒu tù pín rù guān fù zhàng wèi xū xíng
寸细应知呕吐频，入关腹胀胃虚形。

chǐ féng dìng shì dān tián lěng xiè lì yí jīng hào tuō yīn
尺逢定是丹田冷，泄痢遗精号脱阴。

fú yīn
伏（阴）

fú mài zhòng àn zhuó gǔ zhǐ xià cái dòng mài jīng
伏脉，重按着骨，指下裁动。《脉经》

mài xíng jīn xià kān wù
脉行筋下。《刊误》

tǐ zhuàng shī
✲体状诗

fú mài tuī jīn zhuó gǔ xún zhǐ jiān cái dòng yǐn rán shēn
伏脉推筋着骨寻，指间裁动隐然深。

shāng hán yù hàn yáng yù jiě jué nì qí téng zhèng shǔ yīn
伤寒欲汗阳欲解，厥逆脐疼证属阴。

xiāng lèi shī jiàn chén mài
✲相类诗 见沉脉。

zhǔ bìng shī
✲主病诗

fú wéi huò luàn tù pín pín fù tòng duō yuán sù shí tíng
伏为霍乱吐频频，腹痛多缘宿食停。

xù yǐn lǎo tán chéng jī jù sàn hán wēn lǐ mò yīn xún
蓄饮老痰成积聚，散寒温里莫因循。

shí yù xiōng zhōng shuāng cùn fú yù tù bú tù cháng wù wù
食郁胸中双寸伏，欲吐不吐常兀兀。

dāng guān fù tòng kùn chén chén guān hòu shàn téng huán pò fù
当关腹痛困沉沉，关后疝疼还破腹。

诊法

dòng yáng
动（阳）

dòng nǎi shuò mài jiàn yú guān shàng xià wú tóu wěi rú dòu dà jué jué dòng yáo

动乃数脉见于关，上下无头尾，如豆大，厥厥动摇。

tǐ zhuàng shī
※体状诗

dòng mài yáo yáo shuò zài guān wú tóu wú wěi dòu xíng tuán

动脉摇摇数在关，无头无尾豆形团。

qí yuán běn shì yīn yáng bó xū zhě yáo xī shèng zhě ān

其原本是阴阳搏，虚者摇兮胜者安。

zhǔ bìng shī
※主病诗

dòng mài zhuān sī tòng yǔ jīng hàn yīn yáng dòng rè yīn yīn

动脉专司痛与惊，汗因阳动热因阴。

huò wéi xiè lì jū luán bìng nán zǐ wáng jīng nǚ zǐ bēng

或为泄痢拘挛病，男子亡精女子崩。

cù yáng
促（阳）

cù mài lái qù shuò shí yì zhǐ fù lái mài jīng

促脉，来去数，时一止复来。《脉经》

rú jué zhī qū xú jí bù cháng lí shì

如蹶之趣，徐疾不常。黎氏

tǐ zhuàng shī
※体状诗

cù mài shuò ér shí yì zhǐ cǐ wéi yáng jí yù wáng yīn

促脉数而时一止，此为阳极欲亡阴。

sān jiāo yù huǒ yán yán shèng jìn bì wú shēng tuì kě shēng

三焦郁火炎炎盛，进必无生退可生。

xiāng lèi shī jiàn dài mài
✲相类诗 见代脉。

zhǔ bìng shī
✲主病诗

cù mài wéi jiāng huǒ bìng yī qí yīn yǒu wǔ xì tuī zhī
促脉惟将火病医，其因有五细推之。

shí shí chuǎn ké jiē tán jī huò fā kuáng bān yǔ dú jū
时时喘咳皆痰积，或发狂斑与毒疽。

jié 结 yīn（阴）

jié mài wǎng lái huǎn shí yì zhǐ fù lái mài jīng
结脉，往来缓，时一止复来。《脉经》

tǐ zhuàng shī
✲体状诗

jié mài huǎn ér shí yì zhǐ dú yīn piān shèng yù wáng yáng
结脉缓而时一止，独阴偏盛欲亡阳。

fú wéi qì zhì chén wéi jī hàn xià fēn míng zài zhǔ zhāng
浮为气滞沉为积，汗下分明在主张。

xiāng lèi shī jiàn dài mài
✲相类诗 见代脉。

zhǔ bìng shī
✲主病诗

jié mài jiē yīn qì xuè níng lǎo tán jié zhì kǔ chén yín
结脉皆因气血凝，老痰结滞苦沉吟。

nèi shēng jī jù wài yōng zhǒng shàn jiǎ wéi yāng bìng shǔ yīn
内生积聚外痈肿，疝瘕为殃病属阴。

dài 代 yīn（阴）

dài mài dòng ér zhōng zhǐ bù néng zì huán yīn ér fù
代脉，动而中止，不能自还，因而复

dòng zhòngjǐng mài zhì huán rù chǐ liáng jiǔ fāng lái wú shì
动。仲景 脉至还入尺，良久方来。吴氏

tǐ zhuàng shī
✲体状诗

dòng ér zhōng zhǐ bù néng huán fù dòng yīn ér zuò dài kàn
动而中止不能还，复动因而作代看。

bìng zhě dé zhī yóu kě liáo píng rén què yǔ shòu xiāng guān
病者得之犹可疗，平人却与寿相关。

xiāng lèi shī
✲相类诗

shuò ér shí zhǐ míng wéi cù huǎn zhǐ xū jiāng jié mài hū
数而时止名为促，缓止须将结脉呼。

zhǐ bù néng huí fāng shì dài jié shēng dài sǐ zì shū tú
止不能回方是代，结生代死自殊途。

zhǔ bìng shī
✲主病诗

dài mài yuán yīn zàng qì shuāi fù téng xiè lì xià yuán kūi
代脉原因脏气衰，腹疼泄痢下元亏。

huò wéi tù xiè zhōng gōng bìng nǚ zǐ huái tāi sān yuè xī
或为吐泻中宫病，女子怀胎三月兮。

附：

sì yán jǔ yào
四言举要

mài nǎi xuè pài qì xuè zhī xiān
脉乃血派，气血之先，

xuè zhī suì dào qì xī yìng yān
血之隧道，气息应焉。

qí xiàng fǎ dì xuè zhī fǔ yě
其象法地，血之府也，

xīn zhī hé yě　pí zhī bù yě
心之合也，皮之部也。

zī shǐ yú shèn　zī shēng yú wèi
资始于肾，资生于胃，

yáng zhōng zhī yīn　běn hū yíng wèi
阳中之阴，本乎营卫。

yíng zhě yīn xuè　wèi zhě yáng qì
营者阴血，卫者阳气，

yíng xíng mài zhōng　wèi xíng mài wài
营行脉中，卫行脉外。

mài bú zì xíng　suí qì ér zhì
脉不自行，随气而至，

qì dòng mài yìng　yīn yáng zhī yì
气动脉应，阴阳之义。

qì rú tuó yuè　xuè rú bō lán
气如橐籥，血如波澜，

xuè mài qì xī　shàng xià xún huán
血脉气息，上下循环。

shí èr jīng zhōng　jiē yǒu dòng mài
十二经中，皆有动脉，

wéi shǒu tài yīn　cùn kǒu qǔ jué
惟手太阴，寸口取决。

cǐ jīng shǔ fèi　shàng xì háng ài
此经属肺，上系吭嗌，

mài zhī dà huì　xī zhī chū rù
脉之大会，息之出入。

yì hū yì xī　sì zhì wéi xī
一呼一吸，四至为息，

rì yè yí wàn　sān qiān wǔ bǎi
日夜一万，三千五百。

yì hū yì xī　mài xíng liù cùn
一呼一吸，脉行六寸，
rì yè bā bǎi　shí zhàng wéi zhǔn
日夜八百，十丈为准。
chū chí mài shí　lìng yǎng qí zhǎng
初持脉时，令仰其掌，
zhǎng hòu gāo gǔ　shì wèi guān shàng
掌后高骨，是谓关上。
guān qián wéi yáng　guān hòu wéi yīn
关前为阳，关后为阴，
yáng cùn yīn chǐ　xiān hòu tuī xún
阳寸阴尺，先后推寻。
xīn gān jū zuǒ　fèi pí jū yòu
心肝居左，肺脾居右，
shèn yǔ mìng mén　jū liǎng chǐ bù
肾与命门，居两尺部。
hún pò gǔ shén　jiē jiàn cùn kǒu
魂魄谷神，皆见寸口，
zuǒ zhǔ sī guān　yòu zhǔ sī fǔ
左主司官，右主司府。
zuǒ dà shùn nán　yòu dà shùn nǚ
左大顺男，右大顺女，
běn mìng fú mìng　nán zuǒ nǚ yòu
本命扶命，男左女右。
guān qián yì fēn　rén mìng zhī zhǔ
关前一分，人命之主，
zuǒ wéi rén yíng　yòu wéi qì kǒu
左为人迎，右为气口。
shén mén jué duàn　liǎng zài guān hòu
神门决断，两在关后，

rén wú èr mài　bìng sǐ bú yù
人无二脉，病死不愈。

nán nǚ mài tóng　wéi chǐ zé yì
男女脉同，惟尺则异，

yáng ruò yīn shèng　fǎn cǐ bìng zhì
阳弱阴盛，反此病至。

mài yǒu qī zhěn　yuē fú zhōng chén
脉有七诊，曰浮中沉，

shàng xià zuǒ yòu　xiāo xī qiú xún
上下左右，消息求寻。

yòu yǒu jiǔ hòu　jǔ àn qīng zhòng
又有九候，举按轻重，

sān bù fú chén　gè hòu wǔ dòng
三部浮沉，各候五动。

cùn hòu xiōng shàng　guān hòu gé xià
寸候胸上，关候膈下，

chǐ hòu yú qí　xià zhì gēn huái
尺候于脐，下至跟踝。

zuǒ mài hòu zuǒ　yòu mài hòu yòu
左脉候左，右脉候右，

bìng suí suǒ zài　bú bìng zhě fǒu
病随所在，不病者否。

fú wéi xīn fèi　chén wéi shèn gān
浮为心肺，沉为肾肝，

pí wèi zhōng zhōu　fú chén zhī jiān
脾胃中州，浮沉之间。

xīn mài zhī fú　fú dà ér sǎn
心脉之浮，浮大而散，

fèi mài zhī fú　fú sè ér duǎn
肺脉之浮，浮涩而短。

gān mài zhī chén chén ér xián cháng
肝脉之沉，沉而弦长，

shèn mài zhī chén chén shí ér rú
肾脉之沉，沉实而濡。

pí wèi shǔ tǔ mài yí hé huǎn
脾胃属土，脉宜和缓，

mìng wéi xiàng huǒ zuǒ cùn tóng duàn
命为相火，左寸同断。

chūn xián xià hóng qiū máo dōng shí
春弦夏洪，秋毛冬石，

sì jì hé huǎn shì wèi píng mài
四季和缓，是谓平脉。

tài guò shí qiáng bìng shēng yú wài
太过实强，病生于外，

bù jí xū wēi bìng shēng yú nèi
不及虚微，病生于内。

chūn dé qiū mài sǐ zài jīn rì
春得秋脉，死在金日，

wǔ zàng zhǔn cǐ tuī zhī bù shī
五脏准此，推之不失。

sì shí bǎi bìng wèi qì wéi běn
四时百病，胃气为本，

mài guì yǒu shén bù kě bù shěn
脉贵有神，不可不审。

tiáo tíng zì qì hū xī dìng xī
调停自气，呼吸定息，

sì zhì wǔ zhì píng hé zhī shí
四至五至，平和之时。

sān zhì wéi chí chí zé wéi lěng
三至为迟，迟则为冷，

liù zhì wéi shuò　shuò jí rè zhèng
六至为数，数即热证。

zhuǎn chí zhuǎn lěng　zhuǎn shuò zhuǎn rè
转迟转冷，转数转热，

chí shuò jì míng　fú chén dāng bié
迟数既明，浮沉当别。

fú chén chí shuò　biàn nèi wài yīn
浮沉迟数，辨内外因，

wài yīn yú tiān　nèi yīn yú rén
外因于天，内因于人。

tiān yǒu yīn yáng　fēng yǔ huì míng
天有阴阳，风雨晦冥，

rén xǐ nù yōu　sī bēi kǒng jīng
人喜怒忧，思悲恐惊。

wài yīn zhī fú　zé wéi biǎo zhèng
外因之浮，则为表证，

chén lǐ chí yīn　shuò zé yáng shèng
沉里迟阴，数则阳盛。

nèi yīn zhī fú　xū fēng suǒ wéi
内因之浮，虚风所为，

chén qì chí lěng　shuò rè hé yí
沉气迟冷，数热何疑。

fú shuò biǎo rè　chén shuò lǐ rè
浮数表热，沉数里热，

fú chí biǎo xū　chén chí lěng jié
浮迟表虚，沉迟冷结。

biǎo lǐ yīn yáng　fēng qì lěng rè
表里阴阳，风气冷热，

biàn nèi wài yīn　mài zhèng cān bié
辨内外因，脉证参别。

mài lǐ hào fán　zǒng kuò yú sì
脉理浩繁，总括于四，
jì dé tí gāng　yǐn shēn chù lèi
既得提纲，引申触类。
fú mài fǎ tiān　qīng shǒu kě dé
浮脉法天，轻手可得，
fàn fàn zài shàng　rú shuǐ piāo mù
泛泛在上，如水漂木。
yǒu lì hóng dà　lái shèng qù yōu
有力洪大，来盛去悠，
wú lì xū dà　chí ér qiě róu
无力虚大，迟而且柔。
xū shèn zé sǎn　huàn sàn bù shōu
虚甚则散，涣散不收，
yǒu biān wú zhōng　qí míng yuē kōu
有边无中，其名曰芤。
fú xiǎo wéi rú　mián fú shuǐ miàn
浮小为濡，绵浮水面，
rú shèn zé wēi　bú rèn xún àn
濡甚则微，不任寻按。
chén mài fǎ dì　jìn yú jīn gǔ
沉脉法地，近于筋骨，
shēn shēn zài xià　chén jí wéi fú
深深在下，沉极为伏。
yǒu lì wéi láo　shí dà xián cháng
有力为牢，实大弦长，
láo shèn zé shí　bì bì ér qiáng
牢甚则实，愊愊而强。
wú lì wéi ruò　róu xiǎo rú mián
无力为弱，柔小如绵，

ruò shèn zé xì　rú zhū sī rán
弱甚则细，如蛛丝然。

chí mài shǔ yīn　yì xī sān zhì
迟脉属阴，一息三至，

xiǎo kuài yú chí　huǎn bù jí sì
小快于迟，缓不及四。

èr sǔn yí bài　bìng bù kě zhì
二损一败，病不可治，

liǎng xī duó jīng　mài yǐ wú qì
两息夺精，脉已无气。

fú dà xū sǎn　huò jiàn kōu gé
浮大虚散，或见芤革，

fú xiǎo rú wēi　chén xiǎo xì ruò
浮小濡微，沉小细弱。

chí xì wéi sè　wǎng lái jí nán
迟细为涩，往来极难，

yì sǎn yī zhǐ　zhǐ ér fù huán
易散一止，止而复还。

jié zé lái huǎn　zhǐ ér fù lái
结则来缓，止而复来，

dài zé lái huǎn　zhǐ bù néng huí
代则来缓，止不能回。

shuò mài shǔ yáng　liù zhì yī xī
数脉属阳，六至一息，

qī jí bā jí　jiǔ zhì wéi tuō
七疾八极，九至为脱。

fú dà zhě hóng　chén dà láo shí
浮大者洪，沉大牢实，

wǎng lái liú lì　shì wèi zhī huá
往来流利，是谓之滑。

yǒu lì wéi jǐn tán rú zhuǎn suǒ
有力为紧，弹如转索，

shuò jiàn cùn kǒu yǒu zhǐ wéi cù
数见寸口，有止为促。

shuò jiàn guān zhōng dòng mài kě hòu
数见关中，动脉可候，

jué jué dòng yáo zhuàng rú xiǎo dòu
厥厥动摇，状如小豆。

cháng zé qì zhì guò yú běn wèi
长则气治，过于本位，

cháng ér duān zhí xián mài yìng zhǐ
长而端直，弦脉应指。

duǎn zé qì bìng bù néng mǎn bù
短则气病，不能满部，

bú jiàn yú guān wéi chǐ cùn hòu
不见于关，惟尺寸候。

yí mài yì xíng gè yǒu zhǔ bìng
一脉一形，各有主病，

shuò mài xiāng jiān zé jiàn zhū zhèng
数脉相兼，则见诸证。

fú mài zhǔ biǎo lǐ bì bù zú
浮脉主表，里必不足，

yǒu lì fēng rè wú lì xuè ruò
有力风热，无力血弱。

fú chí fēng xū fú shuò fēng rè
浮迟风虚，浮数风热，

fú jǐn fēng hán fú huǎn fēng shī
浮紧风寒，浮缓风湿。

fú xū shāng shǔ fú kōu shī xuè
浮虚伤暑，浮芤失血，

fú hóng xū huǒ　fú wēi láo jí
浮洪虚火，浮微劳极。

fú rú yīn xū　fú sǎn xū jù
浮濡阴虚，浮散虚剧，

fú xián tán yǐn　fú huá tán rè
浮弦痰饮，浮滑痰热。

chén mài zhǔ lǐ　zhǔ hán zhǔ jī
沉脉主里，主寒主积，

yǒu lì tán shí　wú lì qì yù
有力痰食，无力气郁。

chén chí xū hán　chén shuò rè fú
沉迟虚寒，沉数热伏，

chén jǐn lěng tòng　chén huǎn shuǐ xù
沉紧冷痛，沉缓水蓄。

chén láo gù lěng　chén shí rè jí
沉牢痼冷，沉实热极，

chén ruò yīn xū　chén xì bì shī
沉弱阴虚，沉细痹湿。

chén xián yǐn tòng　chén huá sù shí
沉弦饮痛，沉滑宿食，

chén fú tù lì　yīn dú jù jī
沉伏吐利，阴毒聚积。

chí mài zhǔ zàng　yáng qì fú qián
迟脉主脏，阳气伏潜，

yǒu lì wéi tòng　wú lì xū hán
有力为痛，无力虚寒。

shuò mài zhǔ fǔ　zhǔ tù zhǔ kuáng
数脉主腑，主吐主狂，

yǒu lì wéi rè　wú lì wéi chuāng
有力为热，无力为疮。

huá mài zhǔ tán　huò shāng yú shí
滑脉主痰，或伤于食，

xià wéi xù xuè　shàng wéi tù nì
下为蓄血，上为吐逆。

sè mài shǎo xuè　huò zhōng hán shī
涩脉少血，或中寒湿，

fǎn wèi jié cháng　zì hàn jué nì
反胃结肠，自汗厥逆。

xián mài zhǔ yǐn　bìng shǔ dǎn gān
弦脉主饮，病属胆肝，

xián shuò duō rè　xián chí duō hán
弦数多热，弦迟多寒。

fú xián zhī yǐn　chén xián xuán tòng
浮弦支饮，沉弦悬痛，

yáng xián tóu tòng　yīn xián fù tòng
阳弦头痛，阴弦腹痛。

jǐn mài zhǔ hán　yòu zhǔ zhū tòng
紧脉主寒，又主诸痛，

fú jǐn biǎo hán　chén jǐn lǐ tòng
浮紧表寒，沉紧里痛。

cháng zé qì píng　duǎn zé qì bìng
长则气平，短则气病，

xì zé qì shǎo　dà zé bìng jìn
细则气少，大则病进。

fú cháng fēng xián　chén duǎn sù shí
浮长风痫，沉短宿食，

xuè xū mài xū　qì shí mài shí
血虚脉虚，气实脉实。

hóng mài wéi rè　qí yīn zé xū
洪脉为热，其阴则虚，

xì mài wéi shī qí xuè zé xū
细脉为湿，其血则虚。

huǎn dà zhě fēng huǎn xì zhě shī
缓大者风，缓细者湿，

huǎn sè xuè shǎo huǎn huá nèi rè
缓涩血少，缓滑内热。

rú xiǎo yīn xū ruò xiǎo yáng jié
濡小阴虚，弱小阳竭，

yáng jié wù hán yīn xū fā rè
阳竭恶寒，阴虚发热。

yáng wēi wù hán yīn wēi fā rè
阳微恶寒，阴微发热，

nán wēi xū sǔn nǚ wēi xiè xuè
男微虚损，女微泻血。

yáng dòng hàn chū yīn dòng fā rè
阳动汗出，阴动发热，

wéi tòng yǔ jīng bēng zhōng shī xuè
为痛与惊，崩中失血。

xū hán xiāng bó qí míng wéi gé
虚寒相搏，其名为革，

nán zǐ shī jīng nǚ zǐ shī xuè
男子失精，女子失血。

yáng shèng zé cù fèi yōng yáng dú
阳盛则促，肺痈阳毒，

yīn shèng zé jié shàn jiǎ jī yù
阴盛则结，疝瘕积郁。

dài zé qì shuāi huò xiè nóng xuè
代则气衰，或泄脓血，

shāng hán xīn jì nǚ tāi sān yuè
伤寒心悸，女胎三月。

mài zhī zhǔ bìng　yǒu yí bù yí
脉之主病，有宜不宜，
yīn yáng shùn nì　xiōng jí kě tuī
阴阳顺逆，凶吉可推。
zhòng fēng fú huǎn　jí shí zé jì
中风浮缓，急实则忌，
fú huá zhòng tán　chén chí zhòng qì
浮滑中痰，沉迟中气。
shī jué chén huá　cù bù zhī rén
尸厥沉滑，卒不知人，
rù zàng shēn lěng　rù fǔ shēn wēn
入脏身冷，入腑身温。
fēng shāng yú wèi　fú huǎn yǒu hàn
风伤于卫，浮缓有汗，
hán shāng yú yíng　fú jǐn wú hán
寒伤于营，浮紧无汗。
shǔ shāng yú qì　mài xū shēn rè
暑伤于气，脉虚身热，
shī shāng yú xuè　mài huǎn xì sè
湿伤于血，脉缓细涩。
shāng hán rè bìng　mài xǐ fú hóng
伤寒热病，脉喜浮洪，
chén wēi sè xiǎo　zhèng fǎn bì xiōng
沉微涩小，证反必凶。
hàn hòu mài jìng　shēn liáng zé ān
汗后脉静，身凉则安，
hàn hòu mài zào　rè shèn bì nán
汗后脉躁，热甚必难。
yáng bìng jiàn yīn　bìng bì wēi dài
阳病见阴，病必危殆，

yīn bìng jiàn yáng　suī kùn wú hài
阴病见阳，虽困无害。

shàng bú zhì guān　yīn qì yǐ jué
上不至关，阴气已绝，

xià bú zhì guān　yáng qì yǐ jié
下不至关，阳气已竭。

dài mài zhǐ xiē　zàng jué qīng wēi
代脉止歇，脏绝倾危，

sǎn mài wú gēn　xíng sǔn nán yī
散脉无根，形损难医。

yǐn shí nèi shāng　qì kǒu jí huá
饮食内伤，气口急滑，

láo juàn nèi shāng　pí mài dà ruò
劳倦内伤，脾脉大弱。

yù zhī shì qì　xià shǒu mài chén
欲知是气，下手脉沉，

chén jí zé fú　sè ruò jiǔ shēn
沉极则伏，涩弱久深。

liù yù duō chén　huá tán jǐn shí
六郁多沉，滑痰紧食，

qì sè xuè kōu　shuò huǒ xì shī
气涩血芤，数火细湿。

huá zhǔ duō tán　xián zhǔ liú yǐn
滑主多痰，弦主留饮，

rè zé huá shuò　hán zé xián jǐn
热则滑数，寒则弦紧。

fú huá jiān fēng　chén huá jiān qì
浮滑兼风，沉滑兼气，

shí shāng duǎn jí　shī liú rú xì
食伤短疾，湿留濡细。

诊法

nüè mài zì xián　xián shuò zhě rè
疟脉自弦，弦数者热，
xián chí zhě hán　dài sǎn zhě zhé
弦迟者寒，代散者折。
xiè xiè xià lì　chén xiǎo huá ruò
泄泻下痢，沉小滑弱，
shí dà fú hóng　fā rè zé è
实大浮洪，发热则恶。
ǒu tù fǎn wèi　fú huá zhě chāng
呕吐反胃，浮滑者昌，
xián shuò jǐn sè　jié cháng zhě wáng
弦数紧涩，结肠者亡。
huò luàn zhī hòu　mài dài wù yà
霍乱之候，脉代勿讶，
jué nì chí wēi　shì zé kě pà
厥逆迟微，是则可怕。
ké sòu duō fú　jù fèi guān wèi
咳嗽多浮，聚肺关胃，
chén jǐn xiǎo wēi　fú rú yì zhì
沉紧小危，浮濡易治。
chuǎn jí xī jiān　fú huá zhě shùn
喘急息肩，浮滑者顺，
chén sè zhī hán　sǎn mài nì zhèng
沉涩肢寒，散脉逆证。
bìng rè yǒu huǒ　hóng shuò kě yī
病热有火，洪数可医，
chén wēi wú huǒ　wú gēn zhě wēi
沉微无火，无根者危。
gǔ zhēng fā rè　mài shuò ér xū
骨蒸发热，脉数而虚，

rè ér sè xiǎo　bì yǔn qí qū
热而涩小，必殒其躯。

láo jí zhū xū　fú ruǎn wēi ruò
劳极诸虚，浮软微弱，

tǔ bài shuāng xián　huǒ yán jí shuò
土败双弦，火炎急数。

zhū bìng shī xuè　mài bì jiàn kōu
诸病失血，脉必见芤，

huǎn xiǎo kě xǐ　shuò dà kě yōu
缓小可喜，数大可忧。

yū xuè nèi xù　què yí láo dà
瘀血内蓄，却宜牢大，

chén xiǎo sè wēi　fǎn chéng qí hài
沉小涩微，反成其害。

yí jīng bái zhuó　wēi sè ér ruò
遗精白浊，微涩而弱，

huǒ shèng yīn xū　kōu rú hóng shuò
火盛阴虚，芤濡洪数。

sān xiāo zhī mài　fú dà zhě shēng
三消之脉，浮大者生，

xì xiǎo wēi sè　xíng tuō kě jīng
细小微涩，形脱可惊。

xiǎo biàn lín bì　bí tóu sè huáng
小便淋闭，鼻头色黄，

sè xiǎo wú xuè　shuò dà hé fáng
涩小无血，数大何妨。

dà biàn zào jié　xū fēn qì xuè
大便燥结，须分气血，

yáng shuò ér shí　yīn chí ér sè
阳数而实，阴迟而涩。

diān nǎi chóng yīn　kuáng nǎi chóng yáng
癫乃重阴，狂乃重阳，

fú hóng jí zhào　chén jí xiōng yāng
浮洪吉兆，沉急凶殃。

xián mài yí xū　shí jí zhě è
痫脉宜虚，实急者恶，

fú yáng chén yīn　huá tán shuò rè
浮阳沉阴，滑痰数热。

hóu bì zhī mài　shuò rè chí hán
喉痹之脉，数热迟寒，

chán hóu zǒu mǎ　wēi fú zé nán
缠喉走马，微伏则难。

zhū fēng xuàn yūn　yǒu huǒ yǒu tán
诸风眩运，有火有痰，

zuǒ sè sǐ xuè　yòu dà xū kàn
左涩死血，右大虚看。

tóu tòng duō xián　fú fēng jǐn hán
头痛多弦，浮风紧寒，

rè hóng shī xì　huǎn huá jué tán
热洪湿细，缓滑厥痰。

qì xū xián ruǎn　xuè xū wēi sè
气虚弦软，血虚微涩，

shèn jué xián jiān　zhēn tòng duǎn sè
肾厥弦坚，真痛短涩。

xīn fù zhī tòng　qí lèi yǒu jiǔ
心腹之痛，其类有九，

xì chí cóng jí　fú dà yán jiǔ
细迟从吉，浮大延久。

shàn qì xián jí　jī jù zài lǐ
疝气弦急，积聚在里，

láo jí zhě shēng ruò jí zhě sǐ
牢急者生，弱急者死。

yāo tòng zhī mài duō chén ér xián
腰痛之脉，多沉而弦，

jiān fú zhě fēng jiān jǐn zhě hán
兼浮者风，兼紧者寒。

xián huá tán yǐn rú xì shèn zhuó
弦滑痰饮，濡细肾着，

dà nǎi shèn xū chén shí shǎn nà
大乃肾虚，沉实闪肭。

jiǎo qì yǒu sì chí hán shuò rè
脚气有四，迟寒数热，

fú huá zhě fēng rú xì zhě shī
浮滑者风，濡细者湿。

wěi bìng fèi xū mài duō wēi huǎn
痿病肺虚，脉多微缓，

huò sè huò jǐn huò xì huò rú
或涩或紧，或细或濡。

fēng hán shī qì hé ér wéi bì
风寒湿气，合而为痹，

fú sè ér jǐn sān mài nǎi bèi
浮涩而紧，三脉乃备。

wǔ dǎn shí rè mài bì hóng shuò
五疸实热，脉必洪数，

sè wēi shǔ xū qiè jì fā kě
涩微属虚，切忌发渴。

mài dé zhū chén zé qí yǒu shuǐ
脉得诸沉，责其有水，

fú qì yǔ fēng chén shí huò lǐ
浮气与风，沉石或里。

诊法

chén shuò wéi yáng chén chí wéi yīn
沉数为阳，沉迟为阴，

fú dà chū è xū xiǎo kě jīng
浮大出厄，虚小可惊。

zhàng mǎn mài xián tǔ zhì yú mù
胀满脉弦，土制于木，

shī rè shuò hóng yīn hán chí ruò
湿热数洪，阴寒迟弱。

fú wéi xū mǎn jǐn zé zhōng shí
浮为虚满，紧则中实，

fú dà kě zhì xū xiǎo zhě wēi
浮大可治，虚小者危。

wǔ zàng wéi jī liù fǔ wéi jù
五脏为积，六腑为聚，

shí qiáng zhě shēng chén xì zhě sǐ
实强者生，沉细者死。

zhòng è fù zhàng jǐn xì zhě shēng
中恶腹胀，紧细者生，

mài ruò fú dà xié qì yǐ shēn
脉若浮大，邪气已深。

yōng jū fú sǎn wù hán fā rè
痈疽浮散，恶寒发热，

ruò yǒu tòng chù yōng jū suǒ fā
若有痛处，痈疽所发。

mài shuò fā rè ér tòng zhě yáng
脉数发热，而痛者阳，

bú shuò bú rè bú tòng yīn chuāng
不数不热，不痛阴疮。

wèi kuì yōng jū bú pà hóng dà
未溃痈疽，不怕洪大，

yǐ kuì yōng jū　hóng dà kě pà
已溃痈疽，洪大可怕。

fèi yōng yǐ chéng　cùn shuò ér shí
肺痈已成，寸数而实，

fèi wěi zhī xíng　shuò ér wú lì
肺痿之形，数而无力。

fèi yōng sè bái　mài yí duǎn sè
肺痈色白，脉宜短涩，

bù yí fú dà　tuò hú ǒu xuè
不宜浮大，唾糊呕血。

cháng yōng shí rè　huá shuò kě zhī
肠痈实热，滑数可知，

shuò ér bú rè　guān mài kōu xū
数而不热，关脉芤虚。

wēi sè ér jǐn　wèi nóng dāng xià
微涩而紧，未脓当下，

jǐn shuò nóng chéng　qiè bù kě xià
紧数脓成，切不可下。

fù rén zhī mài　yǐ xuè wéi běn
妇人之脉，以血为本，

xuè wàng yì tāi　qì wàng nán yùn
血旺易胎，气旺难孕。

shào yīn dòng shèn　wèi zhī yǒu zǐ
少阴动甚，谓之有子，

chǐ mài huá lì　rèn shēn kě xǐ
尺脉滑利，妊娠可喜。

huá jí bù sǎn　tāi bì sān yuè
滑疾不散，胎必三月，

dàn jí bù sǎn　wǔ yuè kě bié
但疾不散，五月可别。

zuǒ jí wéi nán　yòu jí wéi nǚ
左疾为男，右疾为女，
nǚ fù rú jī　nán fù rú fǔ
女腹如箕，男腹如釜。
yù chǎn zhī mài　qí zhì lí jīng
欲产之脉，其至离经，
shuǐ xià nǎi chǎn　wèi xià wù jīng
水下乃产，未下勿惊。
xīn chǎn zhī mài　huǎn huá wéi jí
新产之脉，缓滑为吉，
shí dà xián láo　yǒu zhèng zé nì
实大弦牢，有证则逆。
xiǎo ér zhī mài　qī zhì wéi píng
小儿之脉，七至为平，
gèng chá sè zhèng　yǔ hǔ kǒu wén
更察色证，与虎口纹。
qí jīng bā mài　qí zhěn yòu bié
奇经八脉，其诊又别，
zhí shàng zhí xià　fú zé wéi dū
直上直下，浮则为督。
láo zé wéi chòng　jǐn zé rèn mài
牢则为冲，紧则任脉，
cùn zuǒ yòu tán　yáng qiāo kě jué
寸左右弹，阳跻可决。
chǐ zuǒ yòu tán　yīn qiāo kě bié
尺左右弹，阴跻可别，
guān zuǒ yòu tán　dài mài dāng jué
关左右弹，带脉当决。
chǐ wài xié shàng　zhì cùn yīn wéi
尺外斜上，至寸阴维，

chǐ nèi xié shàng　zhì cùn yáng wéi
尺内斜上，至寸阳维。

dū mài wéi bìng　jǐ jiàng diān xián
督脉为病，脊强癫痫，

rèn mài wéi bìng　qī shàn jiǎ jiān
任脉为病，七疝瘕坚。

chōng mài wéi bìng　nì qì lǐ jí
冲脉为病，逆气里急，

dài zhǔ dài xià　qí tòng jīng shī
带主带下，脐痛精失。

yáng wéi hán rè　mù xuàn jiāng pū
阳维寒热，目眩僵仆，

yīn wéi xīn tòng　xiōng xié cì zhù
阴维心痛，胸胁刺筑。

yáng qiāo wéi bìng　yáng huǎn yīn jí
阳跻为病，阳缓阴急，

yīn qiāo wéi bìng　yīn huǎn yáng jí
阴跻为病，阴缓阳急。

diān xián chì zòng　hán rè huǎng hū
癫痫瘛疭，寒热恍惚，

bā mài mài zhèng　gè yǒu suǒ shǔ
八脉脉证，各有所属。

píng rén wú mài　yí yú wài luò
平人无脉，移于外络，

xiōng wèi dì chéng　yáng xī liè quē
兄位弟乘，阳溪列缺。

bìng mài jì míng　jí xiōng dāng bié
病脉既明，吉凶当别，

jīng mài zhī wài　yòu yǒu zhēn zàng
经脉之外，又有真脏。

gān jué zhī mài　xún dāo zé zé
肝绝之脉，循刀责责，

xīn jué zhī mài　zhuǎn dòu zào jí
心绝之脉，转豆躁疾。

pí zé què zhuó　rú wū zhī lòu
脾则雀啄，如屋之漏，

rú shuǐ zhī liú　rú bēi zhī fù
如水之流，如杯之覆。

fèi jué rú máo　wú gēn xiāo suǒ
肺绝如毛，无根萧索，

má zǐ dòng yáo　fú bō zhī hé
麻子动摇，浮波之合。

shèn mài jiāng jué　zhì rú xǐng kè
肾脉将绝，至如省客，

lái rú tán shí　qù rú jiě suǒ
来如弹石，去如解索。

mìng mài jiāng jué　xiā yóu yú xiáng
命脉将绝，虾游鱼翔，

zhì rú yǒng quán　jué zài páng guāng
至如涌泉，绝在膀胱。

zhēn mài jì xíng　wèi yǐ wú qì
真脉既形，胃已无气，

cān chá sè zhèng　duàn zhī yǐ yì
参察色证，断之以臆。

针灸

shí sì jīng xué fēn cùn gē
十四经穴分寸歌

shǒu tài yīn fèi jīng xué
手太阴肺经穴

shǒu tài yīn jīng xué shí yī　qǐ zhǐ zhōng fǔ shào shāng jiān
手太阴经穴十一，起止中府少商间。

zhōng xiàn páng kāi liù cùn zhěng　zhōng fǔ dì yī lē jiān ān
中线旁开六寸整，**中府**第一肋间安；

shàng xíng yí cùn shì yún mén　tiān fǔ yè xià sān cùn lián
上行一寸是**云门**，**天府**腋下三寸连；

xiá bái zhǒu shàng wǔ cùn zhǔ　chǐ zé jī jiàn wài cè jiàn
侠白肘上五寸主，**尺泽**肌腱外侧见；

kǒng zuì wàn shàng qī cùn qǔ　liè quē wàn cè yí cùn bàn
孔最腕上七寸取，**列缺**腕侧一寸半；

jīng qú cùn kǒu xiàn zhōng qiú　tài yuān zhǎng hòu héng wén pàn
经渠寸口陷中求，**太渊**掌后横纹畔；

yú jì chì bái kàn fēn míng　shào shāng dà zhǐ ráo cè duān
鱼际赤白看分明，**少商**大指桡侧端。

shǒu yáng míng dà cháng jīng xué
手阳明大肠经穴

shǒu yáng míng jīng xué èr shí　qǐ zhǐ shāng yáng yíng xiāng jiān
手阳明经穴二十，起止商阳迎香间。

shāng yáng shí zhǐ ráo cè qǔ　èr jiān jié qián wēi wò quán
商阳食指桡侧取，**二间**节前微握拳；

sān jiān jié hòu xiàn zhōng qǔ　hé gǔ hǔ kǒu qí gǔ jiān
三间节后陷中取，**合谷**虎口歧骨间；

yáng xī wàn shàng jīn jiān shì　piān lì xī shàng sān cùn jiān
阳溪腕上筋间是，**偏历**溪上三寸间；

wēn liū wàn hòu qù wǔ cùn　chí qián sì cùn xià lián ān
温溜腕后去五寸，池前四寸**下廉**安；

chí qián sān cùn shì shàng lián　sān lǐ èr cùn zài chí qián
池前三寸是**上廉**，**三里**二寸在池前；

qū chí qū zhǒu wén tóu jìn　zhǒu liáo dà gǔ wài lián xiàn
曲池屈肘纹头尽，**肘髎**大骨外廉陷；

wǔ lǐ chí shàng sān cùn xún　bì nào chí shàng qī cùn jiān
五里池上三寸寻，**臂臑**池上七寸间；

jiān yú jiān duān jǔ bì qǔ　jù gǔ jiān jiān shàng gǔ xiàn
肩髃肩端举臂取，**巨骨**肩尖上骨陷；

tiān dǐng fú xià zhí yí cùn　fú tū hóu jié sān cùn piān
天鼎扶下直一寸，**扶突**喉结三寸偏；

hé liáo shuǐ gōu páng wǔ fēn　yíng xiāng bí yì zhōng diǎn biān
禾髎水沟旁五分，**迎香**鼻翼中点边。

zú yáng míng wèi jīng xué
足阳明胃经穴

zú yáng míng xué sì shí wǔ　qǐ yú chéng qì lì duì zhōng
足阳明穴四十五，起于承泣历兑终。

chéng qì tóng xià kuàng yuán shàng　sì bái zhèng dāng kuàng xià kǒng
承泣瞳下眶缘上，**四白**正当眶下孔；

jù liáo zhí xià bí kǒng páng　dì cāng xià yǔ kǒu jiǎo píng
巨髎直下鼻孔旁，**地仓**下与口角平；

dà yíng hàn qián xià cùn sān　jiá chē yǎo jī gāo chù féng
大迎颔前下寸三，**颊车**咬肌高处逢；

xià guān ěr qián dòng mài chù　tóu wéi é jiǎo fà jì zhōng
下关耳前动脉处，**头维**额角发际中；

rén yíng hóu páng cùn wǔ qǔ　shuǐ tū jīn qián xià rén yíng
人迎喉旁寸五取，**水突**筋前下人迎；

qì shè suǒ gǔ shàng jī jiān　quē pén suǒ gǔ shàng wō zhōng
气舍锁骨上肌间，**缺盆**锁骨上窝中；

qì hù suǒ gǔ xià yuán qǔ　kù fáng wū yì yīng chuāng bìng
气户锁骨下缘取，**库房屋翳膺窗**并；

gè yí cùn liù bù xiāng qīn　jiàn gé yí lèi dào rǔ zhōng
各一寸六不相侵，间隔一肋到**乳中**；

cì yǒu rǔ gēn chū rǔ xià　xiāng qù zhōng háng sì cùn míng
次有**乳根**出乳下，相去中行四寸明；

bù róng jù quē páng èr cùn　qí xià chéng mǎn yǔ liáng mén
不容巨阙旁二寸，其下**承满**与**梁门**；

guān mén tài yǐ huá ròu mén　gòng qù zhōng háng èr cùn xún
关门太乙滑肉门，共去中行二寸寻；

tiān shū qí páng èr cùn jiān　wài líng dà jù shuǐ dào lín
天枢脐旁二寸间，**外陵大巨水道**邻；

xiāng gé yí cùn cì dì xíng　shuǐ xià yí cùn guī lái jìn
相隔一寸次第行，水下一寸**归来**近；

jù lí zhōng háng èr cùn kuān　qì chōng shǔ qī shàng yí cùn
距离中行二寸宽，**气冲**鼠蹊上一寸；

yòu jù qū gǔ èr cùn jiān　bì guān qū kuān píng huì yīn
又距曲骨二寸间，**髀关**屈髋平会阴；

fú tù xī shàng liù cùn shì　yīn shì xī shàng yǒu sān cùn
伏兔膝上六寸是，**阴市**膝上有三寸；

liáng qiū xī shàng èr cùn dé　bìn wài xiàn zhōng dú bí cún
梁丘膝上二寸得，髌外陷中**犊鼻**存；

dú xià sān cùn zú sān lǐ　shàng jù xū xué zài sān cùn
犊下三寸**足三里**，**上巨虚**穴再三寸；

xiàng xià èr cùn shì tiáo kǒu　xià jù xū xué xià yí cùn
向下二寸是**条口**，**下巨虚**穴下一寸；

tiáo wài yì zhǐ fēng lóng liáng jiě xī fū shàng huái zhōng xún
条外一指**丰隆**量，**解溪**跗上踝中寻；
chōng yáng zú bèi dòng mài dòng xiàn gǔ nèi tíng hòu èr cùn
冲阳足背动脉动，**陷谷**内庭后二寸；
èr sān zhǐ jiān xún nèi tíng lì duì cì zhǐ wài duān xún
二三趾间寻**内庭**，**厉兑**次趾外端寻。

zú tài yīn pí jīng xué
足太阴脾经穴

zú tài yīn pí xué èr yī qǐ yú yǐn bái zhōng dà bāo
足太阴脾穴二一，起于隐白终大包。
dà zhǐ nèi cè duān yǐn bái dà dōu jié qián xiàn zhōng zhǎo
大趾内侧端**隐白**，**大都**节前陷中找；
tài bái jié hòu bái ròu jì jié hòu yí cùn gōng sūn qiáo
太白节后白肉际，节后一寸**公孙**瞧；
shāng qiū huái qián xià āo xiàn huái shàng sān cùn sān yīn jiāo
商丘踝前下凹陷，踝上三寸**三阴交**；
huái shàng liù cùn lòu gǔ shì líng xià sān cùn dì jī cháo
踝上六寸**漏谷**是，陵下三寸**地机**朝；
nèi kē hòu xià yīn líng quán xuè hǎi xī shàng èr cùn zhǎo
内髁后下**阴陵泉**，**血海**膝上二寸找；
jī mén xuè hǎi shàng liù cùn chōng mén fù gǔ gōu wài miáo
箕门血海上六寸，**冲门**腹股沟外瞄；
fǔ shè chōng wài shàng qī fēn fù jié héng xià cùn sān yáo
府舍冲外上七分，**腹结**横下寸三遥；
dà héng qí zhōng páng sì cùn jiàn lǐ páng sì fù āi dào
大横脐中旁四寸，建里旁四**腹哀**到；
zhōng tíng páng liù shí dòu xué tiān xī xiōng xiāng zhōu róng miào
中庭旁六**食窦**穴，**天溪胸乡周荣**妙；
sì sān èr lèi gè yǒu yī yè zhōng liù lèi jiān dà bāo
四三二肋各有一，腋中六肋间**大包**。

shǒu shào yīn xīn jīng xué
手少阴心经穴

shǒu shào yīn xīn xué yǒu jiǔ　yè zhōng mài dòng qǐ jí quán
手少阴心穴有九，腋中脉动起**极泉**；

qīng líng zhǒu shàng sān cùn mì　shào hǎi wén tóu gǔ kē jiān
青灵肘上三寸觅，**少海**纹头骨髁间；

líng dào wàn hòu yí cùn bàn　tōng lǐ wàn shàng yí cùn jiān
灵道腕后一寸半，**通里**腕上一寸间；

yīn xì wǔ fēn shàng héng wén　shén mén wàn héng wén chǐ duān
阴郄五分上横纹，**神门**腕横纹尺端；

shào fǔ xiǎo zhǐ běn jié mò　shào chōng xiǎo zhǐ ráo cè biān
少府小指本节末，**少冲**小指桡侧边。

shǒu tài yáng xiǎo cháng jīng xué
手太阳小肠经穴

yī shí jiǔ xué shǒu tài yáng　shào zé tīng gōng qǐ zhǐ xiáng
一十九穴手太阳，少泽听宫起止详。

shào zé xiǎo zhǐ chǐ cè jiǎo　qián gǔ wǔ zhǎng chǐ cè páng
少泽小指尺侧角，**前谷**五掌尺侧旁；

jié hòu wò quán qǔ hòu xī　wàn gǔ wàn qián gǔ xiàn dāng
节后握拳取**后溪**，**腕骨**腕前骨陷当；

yáng gǔ chǐ gǔ jīng tū qián　yǎng lǎo wàn hòu yí cùn shàng
阳谷尺骨茎突前，**养老**腕后一寸上；

chǐ tū ráo cè gǔ fèng zhōng　zhī zhèng wàn hòu wǔ cùn liáng
尺突桡侧骨缝中，**支正**腕后五寸量；

xiǎo hǎi zhǒu kē yīng zuǐ zhōng　jiān zhēn wén tóu yí cùn dāng
小海肘髁鹰嘴中，**肩贞**纹头一寸当；

nào shū zhēn shàng gāng xià āo　tiān zōng gāng xià wō zhōng yāng
臑俞贞上冈下凹，**天宗**冈下窝中央；

bǐng fēng gāng xià jǔ yǒu kòng　qū yuán gāng duān nèi xiàn cáng
秉风冈下举有空，**曲垣**冈端内陷藏；

wài shù xiōng yī sān cùn wài zhōng shù dà zhuī èr cùn páng
外俞胸一三寸外，中俞大椎二寸旁；
tiān chuāng fú tū hòu xiàn zhōng tiān róng ěr xià qū jiá xiáng
天窗扶突后陷中，天容耳下曲颊详；
quán liáo quán xià āo xiàn chù tīng gōng ěr qián bǎ kǒu zhāng
颧髎颧下凹陷处，听宫耳前把口张。

zú tài yáng páng guāng jīng xué
足太阳膀胱经穴

liù shí qī xué páng guāng jīng qǐ yú jīng míng zhì yīn zhōng
六十七穴膀胱经，起于睛明至阴终。
jīng míng mù nèi zì nèi shàng cuán zhú méi tóu āo xiàn zhōng
睛明目内眦内上，攒竹眉头凹陷中；
méi chōng rù fà yǒu bàn cùn qū chā cùn wǔ páng shén tíng
眉冲入发有半寸，曲差寸五旁神庭；
wǔ chù páng kāi yì cùn bàn xì suàn què yǔ shàng xīng píng
五处旁开亦寸半，细算却与上星平；
chéng guāng tōng tiān luò què xué xiāng qù cùn bàn tiáo jūn tíng
承光通天络却穴，相去寸半调均停；
yù zhěn jiā nǎo yí cùn sān tiān zhù fà jì wǔ fēn xíng
玉枕夹脑一寸三，天柱发际五分行。
jiā jǐ páng kāi cùn wǔ fēn dì yī dà zhù èr fēng mén
夹脊旁开寸五分，第一大杼二风门；
sān zhuī fèi shù sì jué yīn wǔ xīn liù dū qī gé xún
三椎肺俞四厥阴，五心六督七膈寻；
jiǔ gān shí dǎn shí yī pí shí èr sān sì wèi jiāo shèn
九肝十胆十一脾，十二三四胃焦肾；
shí wǔ qì hǎi xià dà cháng shí qī guān yuán xiǎo cháng lún
十五气海下大肠，十七关元小肠轮；
shí jiǔ páng guāng lián zhōng lǚ bái huán èr yī zhuī xià lùn
十九膀胱连中膂，白环二一椎下论。

shàng cì zhōng xià sì liáo xué　yī èr sān sì dǐ kǒng xún
上次中下四髎穴，一二三四骶孔寻；
huì yáng wěi gǔ páng wǔ fēn　dì yī cè xiàn zhú yī xún
会阳尾骨旁五分，第一侧线逐一寻。
chéng fú tún héng wén zhōng yāng　yīn mén fú xià liù cùn dāng
承扶臀横纹中央，殷门扶下六寸当；
fú xì wěi yáng shàng yí cùn　wěi yáng guó wài liǎng jīn xiāng
浮郄委阳上一寸，委阳腘外两筋乡；
wěi yáng zhī xià shì wěi zhōng　xué zài guó wén zhèng zhōng yāng
委阳之下是委中，穴在腘纹正中央。
jǐ zhōng páng kāi sān cùn liáng　èr zhuī fù fēn yī cì xiáng
脊中旁开三寸量，二椎附分依次详；
sān zhuī pò hù sì gāo huāng　dì wǔ zhuī xià shì shén táng
三椎魄户四膏肓，第五椎下是神堂；
liù wéi yī xī qī gé guān　dì jiǔ hún mén shí yáng gāng
六为譩譆七膈关，第九魂门十阳纲；
shí yī zhuī xià shì yì shè　shí èr zhuī xià shì wèi cāng
十一椎下是意舍，十二椎下是胃仓；
shí sān huāng mén lián zhì shì　shí jiǔ zhuī xià shì bāo huāng
十三肓门连志室，十九椎下是胞肓；
èr shí yī zhuī wéi zhì biān　dì èr cè xiàn zhū xué qiáng
二十一椎为秩边，第二侧线诸穴强。
hé yáng wěi zhōng xià èr cùn　chéng jīn féi cháng jī zhōng yāng
合阳委中下二寸，承筋腓肠肌中央；
chéng shān shuàn xià fēn ròu jiān　fēi yáng wài huái qī cùn shàng
承山腨下分肉间，飞扬外踝七寸上；
fū yáng wài huái shàng sān cùn　kūn lún hòu gēn xiàn zhōng yāng
跗阳外踝上三寸，昆仑后跟陷中央；
pú cān gēn gǔ wài cè jì　shēn mài wài huái jiān xià liáng
仆参跟骨外侧际，申脉外踝尖下量；

jīn mén huái qián tóu xià yuán　jīng gǔ dà gǔ wài xià cáng
金门踝前骰下缘，**京骨**大骨外下藏；
shù gǔ ròu jì běn jié hòu　tōng gǔ jié qián xiàn zhōng yāng
束骨肉际本节后，**通谷**节前陷中央；
zhì yīn xiǎo zhǐ wài jiǎ jiǎo　tài yáng zhī xué yǐ zhōu xiáng
至阴小趾外甲角，太阳之穴已周详。

zú shào yīn shèn jīng xué

足少阴肾经穴

zú shào yīn shèn xué èr qī　qǐ yú zú dǐ āo yǒng quán
足少阴肾穴二七，起于足底凹**涌泉**；
rán gǔ zhōu gǔ cū lóng xià　tài xī nèi huái gēn jiàn jiān
然谷舟骨粗隆下，**太溪**内踝跟腱间；
dà zhōng huái hòu gēn gǔ shàng　shuǐ quán xī xià yí cùn jiàn
大钟踝后跟骨上，**水泉**溪下一寸见；
zhào hǎi huái jiān xià yí cùn　fù liū huái shàng èr cùn jiān
照海踝尖下一寸，**复溜**踝上二寸间；
jiāo xìn liū qián jìng gǔ hòu　zhù bīn tài xī wǔ cùn lián
交信溜前胫骨后，**筑宾**太溪五寸连；
xī nèi liǎng jīn jiān yīn gǔ　héng gǔ píng qǔ qū gǔ biān
膝内两筋间**阴谷**，**横骨**平取曲骨边；
dà hè qì xué bìng sì mǎn　zhōng zhù huāng shù píng qí kàn
大赫气穴并**四满**，**中注肓俞**凭脐看；
liù xué shàng xíng jiē yí cùn　jù jù rèn mài bàn cùn jiān
六穴上行皆一寸，俱距任脉半寸间；
shāng qū yòu píng xià wǎn qǔ　shí guān yīn dōu tōng gǔ lián
商曲又平下脘取，**石关阴都通谷**联；
yōu mén shì dàng jù quē cè　wǔ xué fēn cùn liáng tóng qián
幽门适当巨阙侧，五穴分寸量同前；
zài cóng zhōng háng kāi èr cùn　bù láng què zài zhōng tíng biān
再从中行开二寸，**步廊**却在中庭边；

shén fēng líng xū jí shén cáng yù zhōng shù fǔ xuán jī biān
神封灵墟及神藏，彧中俞府璇玑边；
měi xué shàng xíng jiē cùn liù páng kāi èr cùn zǐ xì guān
每穴上行皆寸六，旁开二寸仔细观。

shǒu jué yīn xīn bāo jīng xué
手厥阴心包经穴

shǒu jué yīn jīng jiǔ xué jiàn qǐ zhǐ tiān chí zhōng chōng jiān
手厥阴经九穴见，起止天池中冲间。
tiān chí sì lèi páng wǔ cùn tiān quán yè xià èr cùn guān
天池四肋旁五寸，天泉腋下二寸观；
qū zé jiàn nèi héng wén shàng xì mén wàn shàng wǔ cùn lián
曲泽腱内横纹上，郄门腕上五寸连；
jiān shǐ wàn shàng fāng sān cùn nèi guān qù wàn èr cùn jiān
间使腕上方三寸，内关去腕二寸间；
dà líng wén zhōng liǎng jīn zhōng láo gōng wò quán zhōng zhǐ jiān
大陵纹中两筋中，劳宫握拳中指尖；
zuì mò yì xué shì zhōng chōng zhèng zài zhōng zhǐ zhī mò duān
最末一穴是中冲，正在中指之末端。

shǒu shào yáng sān jiāo jīng xué
手少阳三焦经穴

sān jiāo jīng xué èr shí sān qǐ yú guān chōng sì zhǐ duān
三焦经穴二十三，起于关冲四指端；
yè mén sì wǔ zhǐ fèng qǔ zhōng zhǔ sì zhǎng zhǐ hòu ān
液门四五指缝取，中渚四掌指后安；
yáng chí wàn biǎo xiàn zhōng qiú wài guān èr cùn chǐ ráo jiān
阳池腕表陷中求，外关二寸尺桡间；
wàn shàng sān cùn zhī gōu xué huì zōng héng wài chǐ gǔ yuán
腕上三寸支沟穴，会宗横外尺骨缘；
wàn shàng sì cùn sān yáng luò yì zài chǐ gǔ ráo cè biān
腕上四寸三阳络，亦在尺骨桡侧边；

针灸

sì dú zhǒu jiān xià wǔ cùn　tiān jǐng jiān shàng yí cùn xiàn
四渎肘尖下五寸，**天井**尖上一寸陷；
zhǒu shàng èr cùn qīng líng yuān　xiāo luò zhǒu shàng wǔ cùn lián
肘上二寸**清泠渊**，**消泺**肘上五寸连；
nào huì sān jiǎo jī hòu xià　jiān liáo jiān fēng hòu xià xiàn
臑会三角肌后下，**肩髎**肩峰后下陷；
tiān liáo jiān jiǎ gǔ shàng jiǎo　tiān yǒu jī hòu píng hé biān
天髎肩胛骨上角，**天牖**肌后平颌边；
yì fēng ěr hòu rǔ tū xià　chì mài rǔ tū zhèng zhōng jiān
翳风耳后乳突下，**瘈脉**乳突正中间；
lú xī yì zài qīng luò shàng　jiǎo sūn ěr jiān fà jì biān
颅息亦在青络上，**角孙**耳尖发际边；
ěr mén ěr quē qián qǐ ròu　hé liáo ěr qián fà jì yuán
耳门耳缺前起肉，**和髎**耳前发际缘；
méi shāo xiàn zhōng sī zhú kōng　sān jiāo jīng xué zhì cǐ quán
眉梢陷中**丝竹空**，三焦经穴至此全。

zú shào yáng dǎn jīng xué
足少阳胆经穴

zú shào yáng dǎn xué sì sì　tóng zǐ liáo qǐ qiào yīn quán
足少阳胆穴四四，瞳子髎起窍阴全。
zì wài wǔ fēn tóng zǐ liáo　tīng huì āo xiàn zài ěr qián
眦外五分**瞳子髎**，**听会**凹陷在耳前；
shàng guān quán gōng shàng yuán xiàn　tóu wéi qū bìn hú xiàn lián
上关颧弓上缘陷，头维曲鬓弧线连；
hàn yàn xuán lú xuán lí xué　jūn fēn sì duàn xì tuī suàn
颔厌悬颅悬厘穴，均分四段细推算；
qū bìn ěr qián fà jì shàng　rù fà cùn bàn shuài gǔ jiàn
曲鬓耳前发际上，入发寸半**率谷**见；
tiān chōng shuài hòu xié wǔ fēn　fú bái shuài xià yí cùn lián
天冲率后斜五分，**浮白**率下一寸连；

中医必背蓝宝书（大字拼音版）

rǔ tū hòu shàng tóu qiào yīn　wán gǔ rǔ tū hòu xià yán
乳突后上头窍阴，完骨乳突后下研；

běn shén shén tíng páng sān cùn　yáng bái méi shàng yí cùn jiǎn
本神神庭旁三寸，阳白眉上一寸检；

rù fà wǔ fēn tóu lín qì　tóng kǒng zhí shàng qǔ zhī yàn
入发五分头临泣，瞳孔直上取之验；

lín hòu yí cùn shì mù chuāng　chuāng hòu yí cùn zhèng yíng lián
临后一寸是目窗，窗后一寸正营连；

chéng líng zhèng yíng hòu cùn bàn　nǎo kōng chí shàng zhěn wài yuán
承灵正营后寸半，脑空池上枕外缘；

fēng chí zhěn xià jī jiān xiàn　jiān jǐng dà zhuī jiān fēng jiān
风池枕下肌间陷，肩井大椎肩峰间；

yuān yè yè zhōng sì lèi xià　zài cóng yuān yè héng xiàng qián
渊腋腋中四肋下，再从渊腋横向前；

qián xíng yí cùn zhé jīn féng　rì yuè rǔ xià sān lèi xiàn
前行一寸辄筋逢，日月乳下三肋现；

shí èr lèi duān shì jīng mén　shí yī píng qí dài mài jiàn
十二肋端是京门，十一平脐带脉见；

dài xià sān cùn wéi wǔ shū　wéi dào qián xià wǔ fēn biān
带下三寸为五枢，维道前下五分边；

jū liáo qià qián zhuàn zǐ qǔ　huán tiào bì shū wǎn zhōng xiàn
居髎髂前转子取，环跳髀枢宛中陷；

fēng shì chuí shǒu zhōng zhǐ jìn　zhōng dú xī shàng qī cùn yán
风市垂手中指尽，中渎膝上七寸研；

yáng guān sān cùn shàng yáng líng　xiǎo tóu qián xià yáng líng quán
阳关三寸上阳陵，小头前下阳陵泉；

yáng jiāo féi hòu huái shàng qī　wài qiū shàng qī féi gǔ qián
阳交腓后踝上七，外丘上七腓骨前；

zài xià èr cùn jiàn guāng míng　huái shàng sì cùn yáng fǔ lián
再下二寸见光明，踝上四寸阳辅连；

xuán zhōng huái shàng sān cùn liè wài huái qián xià qiū xū jiàn
悬钟踝上三寸列，外踝前下丘墟见；
lín qì sì zhǐ běn jié qián wǔ huì sì wǔ zhí gǔ jiān
临泣四趾本节前，五会四五跖骨间；
zhǐ pǔ yuán hòu xiá xī jiē qiào yīn sì zhǐ wài jiǎo biān
趾蹼缘后侠溪接，窍阴四趾外角边。

zú jué yīn gān jīng xué
足厥阴肝经穴

shí sì gān jīng zú jué yīn shǐ yú dà dūn zhōng qī mén
十四肝经足厥阴，始于大敦终期门。
dà dūn zú dà zhǐ wài duān xíng jiān yī èr zhǐ fèng zhēn
大敦足大趾外端，行间一二趾缝针；
tài chōng běn jié hòu āo xiàn zhōng fēng huái qián jīn nèi xún
太冲本节后凹陷，中封踝前筋内寻；
huái shàng wǔ cùn shì lí gōu zhōng dū nèi huái shàng qī cùn
踝上五寸是蠡沟，中都内踝上七寸；
xī guān yīn líng hòu yí cùn qū quán guó héng wén nèi lùn
膝关阴陵后一寸，曲泉腘横纹内论；
bìn shàng sì cùn shì yīn bāo wǔ lǐ qì chōng xià sān cùn
髌上四寸是阴包，五里气冲下三寸；
chōng xià èr cùn shì yīn lián xiàng shàng zài bǎ jí mài xún
冲下二寸是阴廉，向上再把急脉寻；
zhèng zhōng héng kāi èr cùn bàn jì lèi duān xià shì zhāng mén
正中横开二寸半，季肋端下是章门；
qī mén rǔ xià èr lèi qǔ shí èr jīng xué cǐ yì lún
期门乳下二肋取，十二经穴此一轮。

dū mài xué
督脉穴

dū mài xué běn èr shí bā jīn rì tōng cháng jiā yìn táng
督脉穴本二十八，今日通常加印堂；

qǐ yú cháng qiáng zhǐ yín jiāo wěi gǔ zhī duān qǔ cháng qiáng
起于长强止龈交，尾骨之端取长强；

èr shí yī zhuī wéi yāo shù shí liù yáng guān xì tuī xiáng
二十一椎为腰俞，十六阳关细推详；

shí sì mìng mén yǔ qí duì shí sān xuán shū liè zhōng yāng
十四命门与脐对，十三悬枢列中央；

shí yī jǐ zhōng shí zhōng shū jiǔ wéi jīn suō qī zhì yáng
十一脊中十中枢，九为筋缩七至阳；

liù wéi líng tái wǔ shén dào sān zhuī zhī xià shēn zhù qiáng
六为灵台五神道，三椎之下身柱强；

yì zhuī zhī xià shì táo dào yì zhuī zhī shàng dà zhuī xiāng
一椎之下是陶道，一椎之上大椎镶；

rù fà wǔ fēn xún yǎ mén fēng fǔ yí cùn wǎn zhōng yāng
入发五分寻哑门，风府一寸宛中央；

nǎo hù zhěn wài lóng tū chù rù fà sì cùn qiáng jiān liáng
脑户枕外隆凸处，入发四寸强间量；

wǔ cùn wǔ fēn shì hòu dǐng qī cùn bǎi huì dǐng zhōng yāng
五寸五分是后顶，七寸百会顶中央；

qián dǐng xìn huì jù cùn bàn rù fà yí cùn shàng xīng dāng
前顶囟会距寸半，入发一寸上星当；

rù fà wǔ fēn shén tíng xué méi jiān xiàn zhōng chuān yìn táng
入发五分神庭穴，眉间陷中穿印堂；

bí jiān zhǔn tóu sù liáo jiàn shuǐ gōu bí xià rén zhōng cáng
鼻尖准头素髎见，水沟鼻下人中藏；

duì duān chún shàng jiān duān qiú yín jiāo chǐ shàng yín zhōng yāng
兑端唇上间端求，龈交齿上龈中央。

rèn mài xué
任脉穴

rèn mài xué yǒu èr shí sì huì yīn chéng jiāng qǐ zhǐ xiáng
任脉穴有二十四，会阴承浆起止详。

huì yīn liǎng yīn zhèng zhōng jiān　qū gǔ chǐ gǔ lián hé shàng
会阴两阴正中间，曲骨耻骨联合上；
zhōng jí qí xià sì cùn qǔ　qí xià sān cùn guān yuán xiāng
中极脐下四寸取，脐下三寸关元乡；
qí xià èr cùn shí mén kāi　qí xià cùn bàn qì hǎi qiáng
脐下二寸石门开，脐下寸半气海强；
qí xià yí cùn yīn jiāo xué　shén quē zhèng zài qí zhōng yāng
脐下一寸阴交穴，神阙正在脐中央；
qí shàng zhū xué gé yí cùn　shuǐ fēn xià wǎn jiàn lǐ xiáng
脐上诸穴隔一寸，水分下脘建里详；
zhōng wǎn shàng wǎn lián jù quē　jiū wěi qí gǔ xià cùn liáng
中脘上脘连巨阙，鸠尾歧骨下寸量；
zhōng tíng xiōng jiàn jié hé zhōng　dàn zhōng qià zài rǔ zhōng yāng
中庭胸剑结合中，膻中恰在乳中央；
xiāng gé yí lèi xiàng shàng shǔ　yù táng zǐ gōng huá gài xiāng
相隔一肋向上数，玉堂紫宫华盖镶；
xuán jī suǒ gǔ shàng wō xià　xiōng gǔ shàng wō tiān tū dāng
璇玑锁骨上窝下，胸骨上窝天突当；
lián quán hàn xià hóu jié shàng　kē chún gōu zhōng shì chéng jiāng
廉泉颔下喉结上，颏唇沟中是承浆。

shí èr jīng xún xíng jiāo jiē gē
十二经循行交接歌

fèi dà wèi pí xīn xiǎo cháng　páng shèn bāo jiāo dǎn gān xiāng
肺大胃脾心小肠，膀肾包焦胆肝乡。
shǒu yīn zàng shǒu yáng shǒu tóu　zú yīn zú fù yáng tóu zú
手阴脏手阳手头，足阴足腹阳头足。

shí èr jīng qì xuè duō shǎo gē
十二经气血多少歌

duō qì duō xuè jīng xū jì　dà cháng shǒu jīng zú jīng wèi
多气多血经须记，大肠手经足经胃。

shǎo xuè duō qì yǒu liù jīng sān jiāo dǎn shèn xīn pí fèi
少血多气有六经，三焦胆肾心脾肺。

duō xuè shǎo qì xīn bāo luò páng guāng xiǎo cháng gān suǒ yì
多血少气心包络，膀胱小肠肝所异。

shí èr jīng nà tiān gān gē
十二经纳天干歌

jiǎ dǎn yǐ gān bǐng xiǎo cháng dīng xīn wù wèi jǐ pí xiāng
甲胆乙肝丙小肠，丁心戊胃己脾乡；

gēng shǔ dà cháng xīn shǔ fèi rén shǔ páng guāng guǐ shèn zàng
庚属大肠辛属肺，壬属膀胱癸肾脏；

sān jiāo yì xiàng rén zhōng jì bāo luò tóng guī rù guǐ fāng
三焦亦向壬中寄，包络同归入癸方。

shí èr jīng mài zhòu yè liú zhù gē
十二经脉昼夜流注歌

fèi yín dà mǎo wèi chén gōng pí sì xīn wǔ xiǎo wèi zhōng
肺寅大卯胃辰宫，脾巳心午小未中，

shēn páng yǒu shèn xīn bāo xū hài jiāo zǐ dǎn chǒu gān tōng
申膀酉肾心包戌，亥焦子胆丑肝通。

jǐng xíng shū yuán jīng hé gē
井荥输原经合歌

shào shāng yú jì yǔ tài yuān jīng qú chǐ zé fèi xiāng lián
少商鱼际与太渊，经渠尺泽肺相连。

shāng yáng èr sān jiān hé gǔ yáng xī qū chí dà cháng qiān
商阳二三间合谷，阳溪曲池大肠牵。

lì duì nèi tíng xiàn gǔ wèi chōng yáng jiě xī sān lǐ suí
厉兑内庭陷谷胃，冲阳解溪三里随。

yǐn bái dà dōu zú tài yīn tài bái shāng qiū bìng yīn líng
隐白大都足太阴，太白商丘并阴陵。

shào chōng shào fǔ shǔ yú xīn　shén mén líng dào shào hǎi xún
少冲少府属于心，神门灵道少海寻。

shào zé qián gǔ hòu xī wàn　yáng gǔ xiǎo hǎi xiǎo cháng jīng
少泽前谷后溪腕，阳谷小海小肠经。

zhì yīn tōng gǔ shù jīng gǔ　kūn lún wěi zhōng páng guāng shǔ
至阴通谷束京骨，昆仑委中膀胱属。

yǒng quán rán gǔ yǔ tài xī　fù liū yīn gǔ shèn suǒ yì
涌泉然谷与太溪，复溜阴谷肾所益。

zhōng chōng láo gōng xīn bāo luò　dà líng jiān shǐ chuán qū zé
中冲劳宫心包络，大陵间使传曲泽。

guān chōng yè mén zhōng zhǔ jiāo　yáng chí zhī gōu tiān jǐng zhǎo
关冲液门中渚焦，阳池支沟天井找。

qiào yīn xiá xī lín qì dǎn　qiū xū yáng fǔ yáng líng quán
窍阴侠溪临泣胆，丘墟阳辅阳陵泉。

dà dūn xíng jiān tài chōng kàn　zhōng fēng qū quán shǔ yú gān
大敦行间太冲看，中封曲泉属于肝。

shí wǔ luò xué gē
十五络穴歌

fèi luò liè quē piān dà cháng　pí luò gōng sūn wèi fēng lóng
肺络列缺偏大肠，脾络公孙胃丰隆，

xiǎo cháng zhī zhèng xīn tōng lǐ　páng guāng fēi yáng shèn dà zhōng
小肠支正心通里，膀胱飞扬肾大钟，

xīn bāo nèi guān sān jiāo wài　gān luò lí gōu dǎn guāng míng
心包内关三焦外，肝络蠡沟胆光明，

pí zhī dà luò shì dà bāo　rèn luò jiū wěi dū cháng qiáng
脾之大络是大包，任络鸠尾督长强。

shí èr jīng mù xué gē
十二经募穴歌

wèi mù zhōng wǎn pí zhāng mén　sān jiāo mù zài shí mén xué
胃募中脘脾章门，三焦募在石门穴。

xīn bāo mù xué hé chù qǔ　xiōng qián dàn zhōng kūi qiǎn shēn
心包募穴何处取，胸前膻中窥浅深。

dà cháng tiān shū fèi zhōng fǔ　xiǎo cháng guān yuán xīn jù quē
大肠天枢肺中府，小肠关元心巨阙。

páng guāng zhōng jí shèn jīng mén　gān mù qī mén dǎn rì yuè
膀胱中极肾京门，肝募期门胆日月。

bā mài jiāo huì bā xué gē

八脉交会八穴歌

gōng sūn chōng mài wèi xīn xiōng　nèi guān yīn wéi xià zǒng tóng
公孙冲脉胃心胸，内关阴维下总同；

lín qì dǎn jīng lián dài mài　yáng wéi mù ruì wài guān féng
临泣胆经连带脉，阳维目锐外关逢；

hòu xī dū mài nèi zì jǐng　shēn mài yáng qiāo luò yì tōng
后溪督脉内眦颈，申脉阳跻络亦通；

liè quē rèn mài xíng fèi xì　yīn qiāo zhào hǎi gé hóu lóng
列缺任脉行肺系，阴跻照海膈喉咙。

gōng sūn

公孙

jiǔ zhǒng xīn tòng bìng bù níng　jié xiōng fān wèi shí nán tíng
九种心痛病不宁，结胸翻胃食难停，

jiǔ shí jī jù cháng míng jiàn　shuǐ shí qì jí gé qí téng
酒食积聚肠鸣见，水食气疾膈脐疼，

fù tòng xié zhàng xiōng gé mǎn　nüè jí cháng fēng dà biàn hóng
腹痛胁胀胸膈满，疟疾肠风大便红，

tāi yī bú xià xuè mí xīn　jí cì gōng sūn xué zì líng
胎衣不下血迷心，急刺公孙穴自灵。

nèi guān

内关

zhōng mǎn xīn xiōng duō pǐ zhàng　cháng míng xiè xiè jí tuō gāng
中满心胸多痞胀，肠鸣泄泻及脱肛，

针灸

shí nán xià gé shāng yú jiǔ　jī kuài jiān yìng héng xié páng
食难下膈伤于酒，积块坚硬横胁旁，

fù nǚ xié téng bìng xīn tòng　lǐ jí fù tòng shì nán dāng
妇女胁疼并心痛，里急腹痛势难当，

shāng hán bù jiě jié xiōng bìng　nüè jí nèi guān kě dú dāng
伤寒不解结胸病，疟疾内关可独当。

zú lín qì
足临泣

zhòng fēng shǒu zú jǔ dòng nán　má tòng fā rè jīn jū luán
中风手足举动难，麻痛发热筋拘挛，

tóu fēng zhǒng tòng lián sāi xiàng　yǎn chì ér téng hé tóu xuàn
头风肿痛连腮项，眼赤而疼合头眩，

chǐ tòng ěr lóng yān zhǒng zhèng　yóu fēng sào yǎng jīn qiān chán
齿痛耳聋咽肿证，游风瘙痒筋牵缠，

tuǐ téng xié zhàng lèi zhī tòng　zhēn rù lín qì bìng kě quán
腿疼胁胀肋肢痛，针入临泣病可痊。

wài guān
外关

zhī jié zhǒng téng yǔ xī lěng　sì zhī bú suì hé tóu fēng
肢节肿疼与膝冷，四肢不遂合头风，

bèi kuà nèi wài jīn gǔ tòng　tóu xiàng méi léng bìng bù níng
背胯内外筋骨痛，头项眉棱病不宁，

shǒu zú rè má yè dào hàn　pò shāng yǎn zhǒng mù jīng hóng
手足热麻夜盗汗，破伤眼肿目睛红，

shāng hán zì hàn hōng hōng rè　wéi yǒu wài guān zhēn jí líng
伤寒自汗烘烘热，唯有外关针极灵。

hòu xī
后溪

shǒu zú jū luán zhàn diào xuàn　zhòng fēng bù yǔ bìng diān xián
手足拘挛战掉眩，中风不语并癫痫，

tóu téng yǎn zhǒng lián lián lèi　　bèi yāo tuǐ xī tòng mián mián
头疼眼肿连涟泪，背腰腿膝痛绵绵，

xiàng jiàng shāng hán bìng bù jiě　　yá chǐ sāi zhǒng hóu bìng nán
项强伤寒病不解，牙齿腮肿喉病难，

shǒu zú má mù pò shāng fēng　　dào hàn hòu xī xué xiān biān
手足麻木破伤风，盗汗后溪穴先砭。

shēn mài
申脉

yāo bèi jǐ jiàng zú huái fēng　　wù fēng zì hàn huò tóu téng
腰背脊强足踝风，恶风自汗或头疼，

shǒu zú má luán bì jiān lěng　　léi tóu chì mù méi léng tòng
手足麻挛臂间冷，雷头赤目眉棱痛，

chuī rǔ ěr lóng bí chū xuè　　diān xián zhī jié kǔ fán téng
吹乳耳聋鼻出血，癫痫肢节苦烦疼，

biàn shēn zhǒng mǎn hàn lín lí　　shēn mài xiān zhēn yǒu qí gōng
遍身肿满汗淋漓，申脉先针有奇功。

liè quē
列缺

zhì chuāng gāng zhǒng xiè lì chán　　tù hóng niào xuè sòu ké tán
痔疮肛肿泄痢缠，吐红尿血嗽咳痰，

yá tòng hóu zhǒng xiǎo biàn sè　　xīn xiōng fù téng yē yàn nán
牙痛喉肿小便涩，心胸腹疼噎咽难，

chǎn hòu fā jiàng bù néng yǔ　　yāo tòng xuè jí qí fù hán
产后发强不能语，腰痛血疾脐腹寒，

sǐ tāi bú xià shàng gōng gé　　liè quē yí cì bìng nǎi quán
死胎不下上攻膈，列缺一刺病乃痊。

zhào hǎi
照海

hóu bì lín sè yǔ xiōng zhǒng　　páng guāng qì tòng bìng cháng míng
喉闭淋涩与胸肿，膀胱气痛并肠鸣，

shí huáng jiǔ jī qí fù tòng ǒu xiè wèi fān jí rǔ yōng
食黄酒积脐腹痛，呕泻胃翻及乳痈，
biàn zào nán chǎn xuè hūn mí jī kuài cháng fēng xià biàn hóng
便燥难产血昏迷，积块肠风下便红，
gé zhōng bú kuài méi hé qì gé zhǔ zhào hǎi zhēn yǒu líng
膈中不快梅核气，格主照海针有灵。

bā huì xué gē
八会穴歌

fǔ huì zhōng wǎn zàng zhāng mén jīn huì yáng líng suǐ jué gǔ
腑会中脘脏章门，筋会阳陵髓绝骨，
gǔ huì dà zhù qì dàn zhōng xuè huì gé shù mài tài yuān
骨会大杼气膻中，血会膈俞脉太渊。

shí liù xì xué gē
十六郄穴歌

xì jí kǒng xì yì qì xuè shēn cáng jù
郄即孔郄意，气血深藏聚；
bìng zhèng fǎn yìng diǎn lín chuáng néng jiù jí
病证反应点，临床能救急。
fèi xiàng kǒng zuì qǔ dà cháng wēn liū yí
肺向孔最取，大肠温溜宜；
wèi jīng shì liáng qiū pí jīng nǎi dì jī
胃经是梁丘，脾经乃地机；
xiǎo cháng xún yǎng lǎo xīn jīng qǔ yīn xì
小肠寻养老，心经取阴郄；
páng guāng qiú jīn mén shèn xiàng qū quán mì
膀胱求金门，肾向曲泉觅；
xīn bāo xì mén zhǔ sān jiāo huì zōng yī
心包郄门主，三焦会宗依；
dǎn xì zài wài qiū gān xì zhōng dū lì
胆郄在外丘，肝郄中都立；

yáng qiāo fū yáng zǒu　yīn qiāo jiāo xìn jū
阳跻跗阳走，阴跻交信居；
yáng wéi xì yáng jiāo　yīn wéi zhù bīn bì
阳维郄阳交，阴维筑宾毕。

xià hé xué gē
下合穴歌

wèi zhī xià hé sān lǐ xiāng　shàng xià jù xū dà xiǎo cháng
胃之下合三里乡，上下巨虚大小肠，
páng guāng wěi zhōng dǎn yáng líng　sān jiāo xià hé shì wěi yáng
膀胱委中胆阳陵，三焦下合是委阳。

liù zǒng xué gē
六总穴歌

dù fù sān lǐ liú　yāo bèi wěi zhōng qiú
肚腹三里留，腰背委中求，
tóu xiàng xún liè quē　miàn kǒu hé gǔ shōu
头项寻列缺，面口合谷收。
xiǎo fù sān yīn móu　jí jiù cì shuǐ gōu
小腹三阴谋，急救刺水沟。

shí èr jīng zǐ mǔ bǔ xiè gē
十二经子母补泻歌

fèi xiè chǐ zé bǔ tài yuān　dà xiè èr jiān qū chí qiān
肺泻尺泽补太渊，大泻二间曲池牵；
wèi xiè lì duì jiě xī bǔ　pí xiè shāng qiū dà dū biān
胃泻厉兑解溪补，脾泻商丘大都边；
xīn xiè shén mén bǔ shào chōng　xiǎo cháng xiǎo hǎi hòu xī lián
心泻神门补少冲，小肠小海后溪连；
páng xiè shù gǔ bǔ zhì yīn　shèn xiè yǒng quán fù liū yān
膀泻束骨补至阴，肾泻涌泉复溜焉；

针灸

bāo xiè dà líng zhōng chōng bǔ　jiāo xiè tiān jǐng bǔ zhōng zhǔ
包泻大陵中冲补，焦泻天井补中渚；
dǎn xiè yáng fǔ bǔ xiá xī　gān xiè xíng jiān bǔ qū quán
胆泻阳辅补侠溪，肝泻行间补曲泉。

xíng zhēn zhǐ yào gē
行针指要歌

huò zhēn fēng　xiān xiàng fēng fǔ bǎi huì zhōng
或针风，先向风府百会中。
huò zhēn shuǐ　shuǐ fēn jiā qí shàng biān qǔ
或针水，水分夹脐上边取。
huò zhēn jié　zhēn zhuó dà cháng xiè shuǐ xué
或针结，针着大肠泄水穴。
huò zhēn láo　xū xiàng gāo huāng jí bǎi láo
或针劳，须向膏肓及百劳。
huò zhēn xū　qì hǎi dān tián wěi zhōng qí
或针虚，气海丹田委中奇。
huò zhēn qì　dàn zhōng yì xué fēn míng jì
或针气，膻中一穴分明记。
huò zhēn sòu　fèi shù fēng mén xū yòng jiǔ
或针嗽，肺俞风门须用灸。
huò zhēn tán　xiān zhēn zhōng wǎn sān lǐ jiān
或针痰，先针中脘三里间。
huò zhēn tù　zhōng wǎn qì hǎi dàn zhōng bǔ
或针吐，中脘气海膻中补。
fān wèi tù shí yì bān zhēn
翻胃吐食一般针。
zhēn zhōng yǒu miào shǎo rén zhī
针中有妙少人知。

mǎ dān yáng tiān xīng shí èr xué zhì zá bìng gē
马丹阳天星十二穴治杂病歌

sān lǐ nèi tíng xué　qū chí hé gǔ jiē
三里内庭穴，曲池合谷接，
wěi zhōng pèi chéng shān　tài chōng kūn lún xué
委中配承山，太冲昆仑穴，
huán tiào yǔ yáng líng　tōng lǐ bìng liè quē
环跳与阳陵，通里并列缺。
hé dān yòng fǎ dān　hé jié yòng fǎ jié
合担用法担，合截用法截，
sān bǎi liù shí xué　bù chū shí èr jué
三百六十穴，不出十二诀。
zhì bìng rú shén líng　hún rú tāng pō xuě
治病如神灵，浑如汤泼雪，
běi dǒu jiàng zhēn jī　jīn suǒ jiào kāi chè
北斗降真机，金锁教开彻，
zhì rén kě chuán shòu　fěi rén mò làng shuō
至人可传授，匪人莫浪说。

sān lǐ xī yǎn xià　sān cùn liǎng jīn jiān
三里膝眼下，三寸两筋间。
néng tōng xīn fù zhàng　shàn zhì wèi zhōng hán
能通心腹胀，善治胃中寒；
cháng míng bìng xiè xiè　tuǐ zhǒng xī héng suān
肠鸣并泄泻，腿肿膝胻酸；
shāng hán léi shòu sǔn　qì gǔ jí zhū bān
伤寒羸瘦损，气蛊及诸般。
nián guò sān xún hòu　zhēn jiǔ yǎn biàn kuān
年过三旬后，针灸眼便宽。

qǔ xué dāng shěn dì　　bā fēn sān zhuàng ān
取穴当审的，八分三壮安。

nèi tíng cì zhǐ wài　　běn shǔ zú yáng míng
内庭次趾外，本属足阳明。
néng zhì sì zhī jué　　xǐ jìng wù wén shēng
能治四肢厥，喜静恶闻声；
yǐn zhěn yān hóu tòng　　shuò qiàn jí yá téng
瘾疹咽喉痛，数欠及牙疼；
xū jí bù néng shí　　zhēn zhuó biàn xīng xīng
虚疾不能食，针着便惺惺。

qū chí gǒng shǒu qǔ　　qū zhǒu gǔ biān qiú
曲池拱手取，屈肘骨边求。
shàn zhì zhǒu zhōng tòng　　piān fēng shǒu bù shōu
善治肘中痛，偏风手不收；
wǎn gōng kāi bù dé　　jīn huǎn mò shū tóu
挽弓开不得，筋缓莫梳头；
hóu bì cù yù sǐ　　fā rè gèng wú xiū
喉闭促欲死，发热更无休；
biàn shēn fēng xuǎn lài　　zhēn zhuó jí shí chōu
遍身风癣癞，针著即时瘳。

hé gǔ zài hǔ kǒu　　liǎng zhǐ qí gǔ jiān
合谷在虎口，两指歧骨间。
tóu tòng bìng miàn zhǒng　　nüè bìng rè huán hán
头痛并面肿，疟病热还寒；
chǐ qǔ bí nǜ xuè　　kǒu jìn bù kāi yán
齿龋鼻衄血，口噤不开言。
zhēn rù wǔ fēn shēn　　lìng rén jí biàn ān
针入五分深，令人即便安。

wěi zhōng qū guó lǐ　héng wén mài zhōng yāng
委中曲腘里，横纹脉中央。
yāo tòng bù néng jǔ　chén chén yǐn jǐ liáng
腰痛不能举，沉沉引脊梁；
suān téng jīn mò zhǎn　fēng bì fù wú cháng
酸疼筋莫展，风痹复无常；
xī tóu nán shēn qū　zhēn rù jí ān kāng
膝头难伸屈，针入即安康。

chéng shān míng yú fù　shuàn cháng fēn ròu jiān
承山名鱼腹，腨肠分肉间。
shàn zhì yāo téng tòng　zhì jí dà biàn nán
善治腰疼痛，痔疾大便难；
jiǎo qì bìng xī zhǒng　zhǎn zhuǎn zhàn téng suān
脚气并膝肿，辗转战疼酸；
huò luàn jí zhuǎn jīn　xué zhōng cì biàn ān
霍乱及转筋，穴中刺便安。

tài chōng zú dà zhǐ　jié hòu èr cùn zhōng
太冲足大趾，节后二寸中。
dòng mài zhī shēng sǐ　néng yī jīng xián fēng
动脉知生死，能医惊痫风；
yān hóu bìng xīn zhàng　liǎng zú bù néng xíng
咽喉并心胀，两足不能行；
qī shàn piān zhuì zhǒng　yǎn mù sì yún méng
七疝偏坠肿，眼目似云朦；
yì néng liáo yāo tòng　zhēn xià yǒu shén gōng
亦能疗腰痛，针下有神功。

kūn lún zú wài huái gēn gǔ shàng biān xún
昆仑足外踝，跟骨上边寻。
zhuǎn jīn yāo kāo tòng bào chuǎn mǎn chōng xīn
转筋腰尻痛，暴喘满冲心；
jǔ bù xíng bù dé yí dòng jí shēn yín
举步行不得，一动即呻吟。
ruò yù qiú ān lè xū yú cǐ xué zhēn
若欲求安乐，须于此穴针。

huán tiào zài bì shū cè wò qū zú qǔ
环跳在髀枢，侧卧屈足取。
zhé yāo mò néng gù lěng fēng bìng shī bì
折腰莫能顾，冷风并湿痹；
tuǐ kuà lián shuàn tòng zhuǎn cè zhòng xī xū
腿跨连腨痛，转侧重唏嘘。
ruò rén zhēn jiǔ hòu qǐng kè bìng xiāo chú
若人针灸后，顷刻病消除。

yáng líng jū xī xià wài lián yí cùn zhōng
阳陵居膝下，外臁一寸中。
xī zhǒng bìng má mù lěng bì jí piān fēng
膝肿并麻木，冷痹及偏风；
jǔ zú bù néng qǐ zuò wò sì shuāi wēng
举足不能起，坐卧似衰翁。
zhēn rù liù fēn zhǐ shén gōng miào bù tóng
针入六分止，神功妙不同。

tōng lǐ wàn cè hòu qù wàn yí cùn zhōng
通里腕侧后，去腕一寸中。
yù yán shēng bù chū ào náo jí zhēng chōng
欲言声不出，懊侬及怔忡；

shí zé sì zhī zhòng tóu sāi miàn jiá hóng
实则四肢重，头腮面颊红；
xū zé bù néng shí bào yīn miàn wú róng
虚则不能食，暴喑面无容。
háo zhēn wēi wēi cì fāng xìn yǒu shén gōng
毫针微微刺，方信有神功。

liè quē wàn cè shàng cì zhǐ shǒu jiāo chā
列缺腕侧上，次指手交叉。
shàn liáo piān tóu huàn biàn shēn fēng bì má
善疗偏头患，遍身风痹麻；
tán xián pín yōng shàng kǒu jìn bù kāi yá
痰涎频壅上，口噤不开牙。
ruò néng míng bǔ xiè yìng shǒu jí rú ná
若能明补泻，应手即如拿。

biāo yōu fù
标幽赋

zhěng jiù zhī fǎ miào yòng zhě zhēn chá suì shí yú tiān dào dìng xíng qì yú yǔ xīn chūn xià shòu ér cì qiǎn qiū dōng féi ér cì shēn bù qióng jīng luò yīn yáng duō féng cì jìn jì lùn zàng fǔ xū shí xū xiàng jīng xún yuán fú qǐ zì zhōng jiāo shuǐ chū xià lòu tài yīn wéi shǐ zhì jué yīn ér fāng zhōng xué chū yún mén dǐ qī mén ér zuì hòu zhèng jīng shí èr bié luò
拯救之法，妙用者针。察岁时于天道，定形气于予心。春夏瘦而刺浅，秋冬肥而刺深。不穷经络阴阳，多逢刺禁；既论脏腑虚实，须向经寻。原夫起自中焦，水初下漏，太阴为始，至厥阴而方终；穴出云门，抵期门而最后。正经十二，别络

zǒu sān bǎi yú zhī zhèng cè yǎn fú qì xuè yǒu liù bǎi yú hòu
走三百余支；正侧偃伏，气血有六百余候。
shǒu zú sān yáng shǒu zǒu tóu ér tóu zǒu zú shǒu zú sān yīn
手足三阳，手走头而头走足；手足三阴，
zú zǒu fù ér xiōng zǒu shǒu
足走腹而胸走手。

yào shí yíng suí xū míng nì shùn kuàng hū yīn yáng qì
要识迎随，须明逆顺，况乎阴阳气
xuè duō shǎo wéi zuì jué yīn tài yáng shǎo qì duō xuè tài
血，多少为最。厥阴太阳，少气多血；太
yīn shào yīn shǎo xuè duō qì ér yòu qì duō xuè shǎo zhě shào
阴少阴，少血多气；而又气多血少者，少
yáng zhī fēn qì shèng xuè duō zhě yáng míng zhī wèi xiān xiáng
阳之分；气盛血多者，阳明之位。先详
duō shǎo zhī yí cì chá yīng zhì zhī qì qīng huá màn ér wèi lái
多少之宜，次察应至之气。轻滑慢而未来，
chén sè jǐn ér yǐ zhì jì zhì yě liáng hán rè ér liú jí wèi
沉涩紧而已至。既至也，量寒热而留疾；未
zhì yě jù xū shí ér hòu qì qì zhī zhì yě rú yú tūn gōu
至也，据虚实而候气。气之至也，如鱼吞钩
ěr zhī fú chén qì wèi zhì yě sì xián chù yōu táng zhī shēn suì
饵之浮沉；气未至也，似闲处幽堂之深邃。
qì sù zhì ér xiào sù qì chí zhì ér bú zhì
气速至而效速，气迟至而不治。

guān fú jiǔ zhēn zhī fǎ háo zhēn zuì wēi qī xīng shàng
观夫九针之法，毫针最微，七星上
yìng zhòng xué zhǔ chí běn xíng jīn yě yǒu juān xié fú zhèng
应，众穴主持。本形金也，有蠲邪扶正
zhī dào duǎn cháng shuǐ yě yǒu jué níng kāi zhì zhī jī dìng cì
之道；短长水也，有决凝开滞之机。定刺

xiàng mù huò xié huò zhèng kǒu cáng bǐ huǒ jìn yáng bǔ léi
象木，或斜或正；口藏比火，进阳补羸。

xún jī mén ér kě sè yǐ xiàng tǔ shí yìng wǔ xíng ér kě zhī
循机扪而可塞以象土，实应五行而可知。

rán shì sān cùn liù fēn bāo hán miào lǐ suī xì zhēn yú háo fà
然是三寸六分，包含妙理；虽细桢于毫发，

tóng guàn duō qí kě píng wǔ zàng zhī hán rè néng tiáo liù fǔ
同贯多歧。可平五脏之寒热，能调六腑

zhī xū shí jū luán bì sè qiǎn bā xié ér qù yǐ hán rè tòng
之虚实。拘挛闭塞，遣八邪而去矣；寒热痛

bì kāi sì guān ér yǐ zhī fán cì zhě shǐ běn shén cháo ér
痹，开四关而已之。凡刺者，使本神朝而

hòu rù jì cì yě shǐ běn shén dìng ér qì suí shén bù cháo
后入；既刺也，使本神定而气随。神不朝

ér wù cì shén yǐ dìng ér kě shī dìng jiǎo chù qǔ qì xuè
而勿刺，神已定而可施。定脚处，取气血

wéi zhǔ yì xià shǒu chù rèn shuǐ mù shì gēn jī tiān dì rén sān
为主意；下手处，认水木是根基。天地人三

cái yě yǒng quán tóng xuán jī bǎi huì shàng zhōng xià sān bù
才也，涌泉同璇玑百会；上中下三部

yě dà bāo yǔ tiān shū dì jī yáng qiāo yáng wéi bìng dū dài
也，大包与天枢地机。阳跻阳维并督带，

zhǔ jiān bèi yāo tuǐ zài biǎo zhī bìng yīn qiāo yīn wéi rèn chōng mài
主肩背腰腿在表之病；阴跻阴维任冲脉，

qù xīn fù xié lèi zài lǐ zhī yí èr líng èr qiāo èr jiāo sì xù
去心腹胁肋在里之疑。二陵二跻二交，似续

ér jiāo wǔ dà liǎng jiān liǎng shāng liǎng jǐng xiāng yī ér bié liǎng
而交五大；两间两商两井，相依而别两

zhī dà dǐ qǔ xué zhī fǎ bì yǒu fēn cùn xiān shěn zì yì
支。大抵取穴之法，必有分寸，先审自意，

cì guān ròu fēn huò shēn qū ér dé zhī huò píng zhí ér ān dìng
次观肉分。或伸屈而得之，或平直而安定。
zài yáng bù jīn gǔ zhī cè xiàn xià wéi zhēn zài yīn fēn xì guó
在阳部筋骨之侧，陷下为真；在阴分郄腘
zhī jiān dòng mài xiāng yìng qǔ wǔ xué yòng yì xué ér bì duān
之间，动脉相应。取五穴用一穴而必端，
qǔ sān jīng yòng yì jīng ér kě zhèng tóu bù yǔ jiān bù xiáng fēn
取三经用一经而可正。头部与肩部详分，
dū mài yǔ rèn mài yì dìng
督脉与任脉易定。

míng biāo yǔ běn lùn cì shēn cì qiǎn zhī jīng zhù tòng yí
明标与本，论刺深刺浅之经；住痛移
téng qǔ xiāng jiāo xiāng guàn zhī jìng qǐ bù wén zàng fǔ bìng
疼，取相交相贯之径。岂不闻脏腑病，
ér qiú mén hǎi shù mù zhī wēi jīng luò zhì ér qiú
而求门、海、俞、募之微；经络滞，而求
yuán bié jiāo huì zhī dào gèng qióng sì gēn sān jié
原、别、交、会之道。更穷四根、三结，
yī biāo běn ér cì wú bù quán dàn yòng bā fǎ wǔ mén fēn
依标本而刺无不痊；但用八法、五门，分
zhǔ kè ér zhēn wú bú xiào bā mài shǐ zhōng lián bā huì běn shì
主客而针无不效。八脉始终连八会，本是
jì gāng shí èr jīng luò shí èr yuán shì wèi shū yào yí rì qǔ
纪纲；十二经络十二原，是谓枢要。一日取
liù shí liù xué zhī fǎ fāng jiàn yōu wēi yì shí qǔ yī shí èr jīng
六十六穴之法，方见幽微，一时取一十二经
zhī yuán shǐ zhī yào miào
之原，始知要妙。

yuán fú bǔ xiè zhī fǎ fēi hū xī ér zài shǒu zhǐ sù xiào
原夫补泻之法，非呼吸而在手指；速效

zhī gōng yào jiāo zhèng ér shí běn jīng jiāo jīng miù cì zuǒ yǒu
之功，要交正而识本经。交经缪刺，左有
bìng ér yòu pàn qǔ xiè luò yuǎn zhēn tóu yǒu bìng ér jiǎo shàng
病而右畔取；泻络远针，头有病而脚上
zhēn jù cì yǔ miù cì gè yì wēi zhēn yǔ miào cì xiāng tōng
针。巨刺与缪刺各异，微针与妙刺相通。
guān bù fēn ér zhī jīng luò zhī xū shí shì fú chén ér biàn zàng fǔ
观部分而知经络之虚实，视浮沉而辨脏腑
zhī hán wēn qiě fú xiān lìng zhēn yào ér lǜ zhēn sǔn cì cáng kǒu
之寒温。且夫先令针耀而虑针损，次藏口
nèi ér yù zhēn wēn mù wú wài shì shǒu rú wò hǔ xīn wú
内而欲针温。目无外视，手如握虎；心无
nèi mù rú dài guì rén zuǒ shǒu zhòng ér duō àn yù lìng qì
内慕，如待贵人。左手重而多按，欲令气
sàn yòu shǒu qīng ér xú rù bú tòng zhī yīn kōng xīn kǒng
散；右手轻而徐入，不痛之因。空心恐
qiè zhí lì cè ér duō yūn bèi mù chén qiā zuò wò píng ér méi
怯，直立侧而多晕；背目沉掐，坐卧平而没
hūn tuī yú shí gān shí biàn zhī kǒng xué zhī kāi hé lùn qí wǔ
昏。推于十干十变，知孔穴之开阖；论其五
xíng wǔ zàng chá rì shí zhī wàng shuāi fú rú héng nǔ yìng
行五脏，察日时之旺衰。伏如横弩，应
ruò fā jī
若发机。

yīn jiāo yáng bié ér dìng xuè yūn yīn qiāo yáng wéi ér xià tāi
阴交阳别而定血晕，阴跻阳维而下胎
yī bì jué piān kū yíng suí bǐ jīng luò jiē xù lòu bēng dài
衣。痹厥偏枯，迎随俾经络接续；漏崩带
xià wēn bǔ shǐ qì xuè yī guī jìng yǐ jiǔ liú tíng zhēn dài
下，温补使气血依归。静以久留，停针待

zhī bì zhǔn zhě qǔ zhào hǎi zhì hóu zhōng zhī bì sè duān dì
之。必准者，取照海治喉中之闭塞；端的
chù yòng dà zhōng zhì xīn nèi zhī dāi chī dà dǐ téng tòng shí
处，用大钟治心内之呆痴。大抵疼痛实
xiè yǎng má xū bǔ tǐ zhòng jié tòng ér shū jū xīn xià pǐ
泻，痒麻虚补。体重节痛而输居，心下痞
mǎn ér jǐng zhǔ xīn zhàng yān tòng zhēn tài chōng ér bì chú
满而井主。心胀咽痛，针太冲而必除；
pí lěng wèi téng xiè gōng sūn ér lì yù xiōng mǎn fù tòng cì
脾冷胃疼，泻公孙而立愈。胸满腹痛刺
nèi guān xié téng lèi tòng zhēn fēi hǔ jīn luán gǔ tòng ér bǔ
内关，胁疼肋痛针飞虎。筋挛骨痛而补
hún mén tǐ rè láo sòu ér xiè pò hù tóu fēng tóu tòng cì
魂门，体热劳嗽而泻魄户。头风头痛，刺
shēn mài yǔ jīn mén yǎn yǎng yǎn tòng xiè guāng míng yǔ dì
申脉与金门；眼痒眼痛，泻光明与地
wǔ xiè yīn xì zhǐ dào hàn zhì xiǎo ér gǔ zhēng cì piān lì
五。泻阴郄止盗汗，治小儿骨蒸；刺偏历
lì xiǎo biàn yī dà rén shuǐ gǔ zhòng fēng huán tiào ér yí cì
利小便，医大人水蛊。中风环跳而宜刺，
xū sǔn tiān shū ér kě qǔ yóu shì wǔ qián mǎo hòu tài yīn shēng
虚损天枢而可取。由是午前卯后，太阴生
ér jí wēn lí zuǒ yǒu nán yuè shuò sǐ ér sù lěng xún mén
而疾温；离左酉南，月朔死而速冷。循扪
tán nǔ liú xī mǔ ér jiān cháng zhǎo xià shēn tí jí hū zǐ
弹努，留吸母而坚长；爪下伸提，疾呼子
ér xū duǎn dòng tuì kōng xiē yíng duó yòu ér xiè liáng tuī nèi
而嘘短。动退空歇，迎夺右而泻凉；推内
jìn cuō suí jì zuǒ ér bǔ nuǎn
进搓，随济左而补暖。

shèn zhī dà huàn wēi jí sè mài bú shùn ér mò zhēn
慎之！大患危疾，色脉不顺而莫针；
hán rè fēng yīn jī bǎo zuì láo ér qiè jì wàng bù bǔ ér huì
寒热风阴，饥饱醉劳而切忌。望不补而晦
bú xiè xián bù duó ér shuò bú jì jīng qí xīn ér qióng qí fǎ
不泻，弦不夺而朔不济。精其心而穷其法，
wú jiǔ ài ér huài qí pí zhèng qí lǐ ér qiú qí yuán miǎn tóu
无灸艾而坏其皮；正其理而求其原，免投
zhēn ér shī qí wèi bì jiǔ chù ér jiā sì zhī sì shí yǒu jiǔ
针而失其位。避灸处而加四肢，四十有九；
jìn cì chù ér chú liù shù èr shí yǒu èr yì yòu wén gāo huáng
禁刺处而除六腧，二十有二。抑又闻高皇
bào jí wèi chài lǐ shì cì jù quē ér hòu sū tài zǐ bào sǐ wéi
抱疾未瘥，李氏刺巨阙而后苏；太子暴死为
jué yuè rén zhēn wéi huì ér fù xǐng jiān jǐng qū chí zhēn
厥，越人针维会而复醒。肩井、曲池，甄
quán cì bì tòng ér fù shè xuán zhōng huán tiào huà tuó cì
权刺臂痛而复射；悬钟、环跳，华佗刺
bì zú ér lì xíng qiū fú zhēn yāo shù ér guǐ miǎn chén kē
躄足而立行。秋夫针腰俞而鬼免沉疴，
wáng zuǎn zhēn jiāo shù ér yāo jīng lì chū qǔ gān shù yǔ mìng
王纂针交俞而妖精立出。取肝俞与命
mén shǐ gǔ shì shì qiū háo zhī mò cì shào yáng yǔ jiāo bié
门，使瞽士视秋毫之末；刺少阳与交别，
bǐ lóng fú tīng xià ruì zhī shēng
俾聋夫听夏蚋之声。

jiē fú qù shèng yú yuǎn cǐ dào jiàn zhuì huò bù dé
嗟夫！去圣逾远，此道渐坠。或不得
yì ér sàn qí xué huò qiān qí néng ér fàn jìn jì yú yōng zhì
意而散其学，或愆其能而犯禁忌。愚庸智

qiǎn nán qì yú xuán yán zhì dào yuān shēn dé zhī zhě yǒu
浅，难契于玄言。至道渊深，得之者有
jǐ ǒu shù sī yán bù gǎn shì zhū míng dá zhě yān shù jī hū
几？偶述斯言，不敢示诸明达者焉，庶几乎
tóng méng zhī xīn qǐ
童蒙之心启。

jīn zhēn fù

金针赋

guān fú zhēn dào jié fǎ zuì qí xū yào míng yú bǔ xiè
观夫针道，捷法最奇。须要明于补泻，
fāng kě qǐ yú qīng wēi xiān fēn bìng zhī shàng xià cì dìng xué
方可起于倾危。先分病之上下，次定穴
zhī gāo dī tóu yǒu bìng ér zú qǔ zhī zuǒ yǒu bìng ér yòu qǔ
之高低。头有病而足取之，左有病而右取
zhī nán zǐ zhī qì zǎo zài shàng ér wǎn zài xià qǔ zhī bì
之。男子之气，早在上而晚在下，取之必
míng qí lǐ nǚ zǐ zhī qì zǎo zài xià ér wǎn zài shàng yòng
明其理；女子之气，早在下而晚在上，用
zhī bì shí qí shí wǔ qián wéi zǎo shǔ yáng wǔ hòu wéi wǎn shǔ
之必识其时。午前为早属阳，午后为晚属
yīn nán nǚ shàng xià píng yāo fēn zhī shǒu zú sān yáng
阴。男女上下，凭腰分之。手足三阳，
shǒu zǒu tóu ér tóu zǒu zú shǒu zú sān yīn zú zǒu fù ér xiōng
手走头而头走足；手足三阴，足走腹而胸
zǒu shǒu yīn shēng yáng jiàng chū rù zhī jī nì zhī zhě wéi
走手。阴升阳降，出入之机。逆之者，为
xiè wéi yíng shùn zhī zhě wéi bǔ wéi suí chūn xià cì qiǎn zhě
泻为迎；顺之者，为补为随。春夏刺浅者
yǐ shòu qiū dōng cì shēn zhě yǐ féi gèng guān yuán qì hòu
以瘦，秋冬刺深者以肥。更观元气厚

bó qiǎn shēn zhī cì yóu yí
薄，浅深之刺犹宜。

yuán fú bǔ xiè zhī fǎ miào zài hū xī shǒu zhǐ nán zǐ
原夫补泻之法，妙在呼吸手指。男子
zhě dà zhǐ jìn qián zuǒ zhuǎn hū zhī wéi bǔ tuì hòu yòu
者，大指进前左转，呼之为补，退后右
zhuǎn xī zhī wéi xiè tí zhēn wéi rè chā zhēn wéi hán nǚ
转，吸之为泻，提针为热，插针为寒；女
zǐ zhě dà zhǐ tuì hòu yòu zhuǎn xī zhī wéi bǔ jìn qián zuǒ
子者，大指退后右转，吸之为补，进前左
zhuǎn hū zhī wéi xiè chā zhēn wéi rè tí zhēn wéi hán zuǒ
转，呼之为泻，插针为热，提针为寒。左
yǔ yòu gè yì xiōng yǔ bèi bù tóng wǔ qián zhě rú cǐ wǔ
与右各异，胸与背不同。午前者如此，午
hòu zhě fǎn zhī shì gù zhǎo ér qiè zhī xià zhēn zhī fǎ yáo ér
后者反之。是故爪而切之，下针之法；摇而
tuì zhī chū zhēn zhī fǎ dòng ér jìn zhī cuī zhēn zhī fǎ
退之，出针之法；动而进之，催针之法；
xún ér shè zhī xíng qì zhī fǎ cuō zé qù bìng tán zé bǔ
循而摄之，行气之法。搓则去病，弹则补
xū dù fù pán xuán mén wéi xué bì zhòng chén dòu xǔ yuē
虚。肚腹盘旋，扪为穴闭。重沉豆许曰
àn qīng fú dòu xǔ yuē tí yī shí sì fǎ zhēn yào suǒ bèi
按，轻浮豆许曰提。一十四法，针要所备。
bǔ zhě yī tuì sān fēi zhēn qì zì guī xiè zhě yī fēi sān tuì
补者一退三飞，真气自归；泻者一飞三退，
xié qì zì bì bǔ zé bǔ qí bù zú xiè zé xiè qí yǒu yú
邪气自避。补则补其不足，泻则泻其有余。
yǒu yú zhě wéi zhǒng wéi tòng yuē shí bù zú zhě wéi yǎng wéi
有余者为肿为痛，曰实；不足者为痒为

má yuē xū qì sù xiào sù qì chí xiào chí sǐ shēng guì
麻，曰虚。气速效速，气迟效迟。死生贵
jiàn zhēn xià jiē zhī jiàn zhě yìng ér guì zhě cuì shēng zhě sè
贱，针下皆知。贱者硬而贵者脆，生者涩
ér sǐ zhě xū hòu zhī bú zhì bì sǐ wú yí
而死者虚，候之不至，必死无疑。

qiě fú xià zhēn zhī fǎ xiān xū zhǎo àn zhòng ér qiè zhī
且夫下针之法，先须爪按，重而切之，
cì lìng ké sòu yì shēng suí ké xià zhēn fán bǔ zhě hū qì
次令咳嗽一声，随咳下针。凡补者呼气，
chū zhēn cì zhì pí nèi nǎi yuē tiān cái shǎo tíng jìn zhēn cì
初针刺至皮内，乃曰天才；少停进针，刺
rù ròu nèi shì yuē rén cái yòu tíng jìn zhēn cì zhì jīn gǔ zhī
入肉内，是曰人才；又停进针，刺至筋骨之
jiān míng yuē dì cái cǐ wéi jí chù jiù dāng bǔ zhī zài tíng
间，名曰地才，此为极处，就当补之。再停
liáng jiǔ què xū tuì zhēn zhì rén zhī fēn dài qì chén jǐn dào
良久，却须退针至人之分，待气沉紧，倒
zhēn cháo bìng jìn tuì wǎng lái fēi jīng zǒu qì jìn zài qí
针朝病，进退往来，飞经走气，尽在其
zhōng yǐ fán xiè zhě xī qì chū zhēn zhì tiān shǎo tíng jìn
中矣。凡泻者吸气，初针至天，少停进
zhēn zhí zhì yú dì dé qì xiè zhī zài tíng liáng jiǔ jí xū
针，直至于地，得气泻之。再停良久，即须
tuì zhēn fù zhì yú rén dài qì chén jǐn dào zhēn cháo bìng
退针，复至于人，待气沉紧，倒针朝病，
fǎ tóng qián yǐ qí huò yūn zhēn zhě shén qì xū yě yǐ zhēn
法同前矣。其或晕针者，神气虚也，以针
bǔ zhī kǒu bí qì huí rè tāng yǔ zhī lüè tíng shǎo qǐng yī
补之，口鼻气回，热汤与之，略停少顷，依

qián zài shī
前再施。

jí fú tiáo qì zhī fǎ xià zhēn zhì dì zhī hòu fù rén zhī
及夫调气之法，下针至地之后，复人之
fēn yù qì shàng xíng jiāng zhēn yòu niǎn yù qì xià xíng
分。欲气上行，将针右捻；欲气下行，
jiāng zhēn zuǒ niǎn yù bǔ xiān hū hòu xī yù xiè xiān xī hòu
将针左捻。欲补先呼后吸，欲泻先吸后
hū qì bú zhì zhě yǐ shǒu xún shè yǐ zhǎo qiè qiā yǐ
呼。气不至者，以手循摄，以爪切掐，以
zhēn yáo dòng jìn niǎn cuō tán zhí dài qì zhì yǐ lóng hǔ
针摇动，进捻搓弹，直待气至。以龙虎
shēng téng zhī fǎ àn zhī zài qián shǐ qì zài hòu àn zhī zài
升腾之法，按之在前，使气在后，按之在
hòu shǐ qì zài qián yùn qì zǒu zhì téng tòng zhī suǒ yǐ nà
后，使气在前。运气走至疼痛之所，以纳
qì zhī fǎ fú zhēn zhí chā fù xiàng xià nà shǐ qì bù huí
气之法，扶针直插，复向下纳，使气不回。
ruò guān jié zǔ sè qì bú guò zhě yǐ lóng hǔ guī fèng tōng jīng
若关节阻涩，气不过者，以龙虎龟凤通经
jiē qì dà duàn zhī fǎ qū ér yùn zhī réng yǐ xún shè zhǎo qiè
接气大段之法，驱而运之，仍以循摄爪切，
wú bú yìng yǐ cǐ tōng xiān zhī miào
无不应矣。此通仙之妙。

kuàng fú chū zhēn zhī fǎ bìng shì jì tuì zhēn qì wēi
况夫出针之法，病势既退，针气微
sōng bìng wèi tuì zhě zhēn qì rú gēn tuī zhī bú dòng
松；病未退者，针气如根，推之不动，
zhuǎn zhī bù yí cǐ wéi xié qì xī bá qí zhēn nǎi zhēn qì wèi
转之不移，此为邪气吸拔其针，乃真气未

至，不可出。出之者，其病即复，再须补泻，停以待之，直候微松，方可出针豆许，摇而停之。补者吸之去疾，其穴急扪；泻者呼之去徐，其穴不闭。欲令腠密，然后吸气。故曰：下针贵迟，太急伤血；出针贵缓，太急伤气。以上总要，于斯尽矣。

考夫治病，其法有八：一曰烧山火，治顽麻冷痹，先浅后深，凡九阳而三进三退，慢提紧按，热至，紧闭插针，除寒之有准。二曰透天凉，治肌热骨蒸，先深后浅，用六阴而三出三入，紧提慢按，徐徐举针，退热之可凭。皆细细搓之，去病准绳。三曰阳中隐阴，先寒后热，浅而深，以九六之法，则先补后泻也。四曰阴中隐阳，先热后寒，深而浅，以六九之

fāng zé xiān xiè hòu bǔ yě bǔ zhě zhí xū rè zhì xiè zhě wù
方，则先泻后补也。补者直须热至，泻者务

dài hán qīn yóu rú cuō xiàn màn màn zhuǎn zhēn fǎ qiǎn zé
待寒侵，犹如搓线，慢慢转针，法浅则

yòng qiǎn fǎ shēn zé yòng shēn èr zhě bù kě jiān ér wěn zhī
用浅，法深则用深，二者不可兼而紊之

yě wǔ yuē zǐ wǔ dǎo jiù shuǐ gǔ gé qì luò xué zhī hòu
也。五曰子午捣臼，水蛊膈气，落穴之后，

tiáo qì jūn yún zhēn xíng shàng xià jiǔ rù liù chū zuǒ yòu
调气均匀，针行上下，九入六出，左右

zhuǎn zhī shí zāo zì píng liù yuē jìn qì zhī jué yāo bèi zhǒu
转之，十遭自平。六曰进气之诀，腰背肘

xī tòng hún shēn zǒu zhù téng cì jiǔ fēn xíng jiǔ bǔ wò
膝痛，浑身走注疼，刺九分，行九补，卧

zhēn wǔ qī xī dài qì shàng xíng yì kě lóng hǔ jiāo zhàn zuǒ
针五七吸，待气上行。亦可龙虎交战，左

niǎn jiǔ ér yòu niǎn liù shì yì zhù tòng zhī zhēn qī yuē liú qì
捻九而右捻六，是亦住痛之针。七曰留气

zhī jué xuán pǐ zhēng jiǎ cì qī fēn yòng chún yáng rán
之诀，痃癖癥瘕，刺七分，用纯阳，然

hòu nǎi zhí chā zhēn qì lái shēn cì tí zhēn zài tíng bā yuē
后乃直插针，气来深刺，提针再停。八曰

chōu tiān zhī jué tān huàn chuāng lài qǔ qí yào xué shǐ jiǔ
抽添之诀，瘫痪疮癞，取其要穴，使九

yáng dé qì tí àn sōu xún dà yào yùn qì zhōu biàn fú zhēn
阳得气，提按搜寻，大要运气周遍。扶针

zhí chā fù xiàng xià nà huí yáng dǎo yīn zhǐ xià xuán wēi
直插，复向下纳，回阳倒阴。指下玄微，

xiōng zhōng huó fǎ yī yǒu wèi yìng fǎn fù zài shī
胸中活法，一有未应，反复再施。

ruò fú guò guān guò jié cuī yùn qì yǐ fēi jīng zǒu qì qí
若夫过关过节，催运气以飞经走气，其
fǎ yǒu sì yī yuē qīng lóng bǎi wěi rú fú chuán duò bú jìn
法有四：一曰青龙摆尾，如扶船舵，不进
bú tuì yì zuǒ yí yòu màn màn bō dòng èr yuē bái hǔ yáo
不退，一左一右，慢慢拨动。二曰白虎摇
tóu sì shǒu yáo líng tuì fāng jìn yuán jiān zhī zuǒ yòu yáo
头，似手摇铃，退方进圆，兼之左右，摇
ér zhèn zhī sān yuē cāng guī tàn xué rú rù tǔ zhī xiàng yí
而振之。三曰苍龟探穴，如入土之象，一
tuì sān jìn zuān tī sì fāng sì yuē chì fèng yíng yuán zhǎn chì
退三进，钻剔四方。四曰赤凤迎源，展翅
zhī yí rù zhēn zhì dì tí zhēn zhì tiān hòu zhēn zì yáo
之仪，入针至地，提针至天，候针自摇，
fù jìn qí yuán shàng xià zuǒ yòu sì wéi fēi xuán bìng zài
复进其原，上下左右，四围飞旋。病在
shàng xī ér tuì zhī bìng zài xià hū ér jìn zhī
上吸而退之，病在下呼而进之。

zhì fú jiǔ huàn piān kū tōng jīng jiē qì zhī fǎ yǐ yǒu
至夫久患偏枯，通经接气之法，已有
dìng xī cùn shuò shǒu zú sān yáng shàng jiǔ ér xià shí sì
定息寸数。手足三阳，上九而下十四，
guò jīng sì cùn shǒu zú sān yīn shàng qī ér xià shí èr guò
过经四寸；手足三阴，上七而下十二，过
jīng wǔ cùn zài hū yáo dòng chū nà hū xī tóng fǎ qū yùn qì
经五寸。在乎摇动出纳，呼吸同法，驱运气
xuè qǐng kè zhōu liú shàng xià tōng jiē kě shǐ hán zhě nuǎn
血，顷刻周流，上下通接，可使寒者暖
ér rè zhě liáng tòng zhě zhǐ ér zhàng zhě xiāo ruò kāi qú zhī jué
而热者凉，痛者止而胀者消。若开渠之决

shuǐ lì shí jiàn gōng hé qīng wēi zhī bù qǐ zāi suī rán bìng
水，立时见功，何倾危之不起哉？虽然，病
yǒu sān yīn jiē cóng qì xuè zhēn fēn bā fǎ bù lí yīn yáng
有三因，皆从气血；针分八法，不离阴阳。
gài jīng luò zhòu yè zhī xún huán hū xī wǎng lái zhī bù xī hé
盖经络昼夜之循环，呼吸往来之不息，和
zé shēn tǐ kāng jiàn fǒu zé jí bìng jìng shēng pì rú tiān xià
则身体康健，否则疾病竞生。譬如天下
guó jiā dì fāng shān hǎi tián yuán jiāng hé xī gǔ zhí suì shí
国家地方，山海田园，江河溪谷，值岁时
fēng yǔ jūn tiáo zé shuǐ dào shū lì mín ān wù fù qí huò yì
风雨均调，则水道疏利，民安物阜。其或一
fāng yì suǒ fēng yǔ bù jūn zāo yǐ hàn lào shǐ shuǐ dào yǒng
方一所，风雨不均，遭以旱涝，使水道涌
jié bù tōng zāi yōu suì zhì rén zhī qì xuè shòu bìng sān yīn
竭不通，灾忧遂至。人之气血，受病三因，
yì yóu fāng suǒ zhī yú hàn lào yě gài zhēn biān suǒ yǐ tōng jīng
亦犹方所之于旱涝也。盖针砭所以通经
mài jūn qì xuè juān xié fú zhèng gù yuē jié fǎ zuì qí
脉，均气血，蠲邪扶正，故曰捷法最奇
zhě zāi
者哉。

jiē fú xuān qí gǔ yuǎn lú biǎn jiǔ wáng cǐ dào yōu
嗟夫！轩岐古远，卢扁久亡。此道幽
shēn fēi yì yán ér kě jìn sī wén xì mì zài jiǔ xí ér
深，非一言而可尽；斯文细密，在久习而
néng tōng qǐ shì shàng zhī cháng cí yōng liú zhī fàn shù dé
能通。岂世上之常辞，庸流之泛术。得
zhī zhě ruò kē zhī jí dì ér yuè yú xīn yòng zhī zhě rú shè zhī
之者若科之及第，而悦于心；用之者如射之

fā zhòng ér yìng yú mù shù zì xiān xián chuán zhī hòu xué
发中，而应于目。述自先贤，传之后学，
yòng zhēn zhī shì yǒu zhì yú sī guǒ néng dòng zào xuán wēi
用针之士，有志于斯，果能洞造玄微，
ér jìn qí jīng miào zé shì zhī fú zhěn zhī kē yǒu yuán zhě yù
而尽其精妙，则世之伏枕之疴，有缘者遇
zhēn qí bìng jiē suí shǒu ér yù
针，其病皆随手而愈。

bǎi zhèng fù
百症赋

bǎi zhèng shù xué zài sān yòng xīn xìn huì lián yú yù zhěn
百症俞穴，再三用心。囟会连于玉枕，
tóu fēng liáo yǐ jīn zhēn xuán lú hàn yàn zhī zhōng piān tóu tòng
头风疗以金针。悬颅颔厌之中，偏头痛
zhǐ qiáng jiān fēng lóng zhī jì tóu tòng nán jìn
止；强间丰隆之际，头痛难禁。

yuán fú miàn zhǒng xū fú xū zhàng shuǐ gōu qián dǐng ěr
原夫面肿虚浮，须仗水沟前顶；耳
lóng qì bì quán píng tīng huì yì fēng miàn shàng chóng xíng yǒu
聋气闭，全凭听会翳风。面上虫行有
yàn yíng xiāng kě qǔ ěr zhōng chán zào yǒu shēng tīng huì kān
验，迎香可取；耳中蝉噪有声，听会堪
gōng mù xuàn xī zhī zhèng fēi yáng mù huáng xī yáng gāng dǎn
攻。目眩兮支正飞扬，目黄兮阳纲胆
shù pān jīng gōng shào zé gān shù zhī suǒ lèi chū cì lín qì tóu
俞。攀睛攻少泽肝俞之所，泪出刺临泣头
wéi zhī chù mù zhōng mò mò jí xún cuán zhú sān jiān mù jué
维之处。目中漠漠，即寻攒竹三间；目觉
máng máng jí qǔ yǎng lǎo tiān zhù guān qí què mù gān qì
𥆧𥆧，急取养老天柱。观其雀目肝气，

jīng míng xíng jiān ér xì tuī shěn tā xiàng jiàng shāng hán wēn
睛明行间而细推；审他项强伤寒，温
liū qī mén ér zhǔ zhī lián quán zhōng chōng shé xià zhǒng tòng
溜期门而主之。廉泉中冲，舌下肿痛
kān qǔ tiān fǔ hé gǔ bí zhōng nǜ xuè yí zhuī ěr mén sī
堪取；天府合谷，鼻中衄血宜追。耳门丝
zhú kōng zhù yá téng yú qǐng kè jiá chē dì cāng xué zhèng
竹空，住牙疼于顷刻；颊车地仓穴，正
kǒu wāi yú piàn shí hóu tòng xī yè mén yú jì qù liáo zhuǎn jīn
口㖞于片时。喉痛兮液门鱼际去疗，转筋
xī jīn mén qiū xū lái yī yáng gǔ xiá xī hàn zhǒng kǒu jìn bìng
兮金门丘墟来医。阳谷侠溪，颔肿口噤并
zhì shào shāng qū zé xuè xū kǒu kě tóng shī tōng tiān qù bí
治；少商曲泽，血虚口渴同施。通天去鼻
nèi wú wén zhī kǔ fù liū qù shé gān kǒu zào zhī bēi yǎ mén
内无闻之苦，复溜去舌干口燥之悲。哑门
guān chōng shé huǎn bù yǔ ér yào jǐn tiān dǐng jiān shǐ shī yīn
关冲，舌缓不语而要紧；天鼎间使，失音
niè rú ér xiū chí tài chōng xiè chún wāi yǐ sù yù chéng jiāng
嗫嚅而休迟。太冲泻唇㖞以速愈，承浆
xiè yá tòng ér jí yí xiàng jiàng duō wù fēng shù gǔ xiāng lián
泻牙痛而即移。项强多恶风，束骨相连
yú tiān zhù rè bìng hàn bù chū dà dū gèng jiē yǐ jīng qú
于天柱；热病汗不出，大都更接以经渠。

qiě rú liǎng bì wán má shào hǎi jiù bàng yú sān lǐ bàn
且如两臂顽麻，少海就傍于三里；半
shēn bù suí yáng líng yuǎn dá yú qū chí jiàn lǐ nèi guān sǎo
身不遂，阳陵远达于曲池。建里内关，扫
jìn xiōng zhōng zhī kǔ mèn tīng gōng pí shù qū cán xīn xià zhī
尽胸中之苦闷；听宫脾俞，祛残心下之

bēi qī
悲凄。

jiǔ zhī xié lèi téng tòng qì hù huá gài yǒu líng fù nèi
久知胁肋疼痛，气户华盖有灵；腹内

cháng míng xià wǎn xiàn gǔ néng píng xiōng xié zhī mǎn hé liáo
肠鸣，下脘陷谷能平。胸胁支满何疗，

zhāng mén bú yòng xì xún gé téng yǐn xù nán jìn dàn zhōng jù
章门不用细寻；膈疼饮蓄难禁，膻中巨

quē biàn zhēn xiōng mǎn gèng jiā yē sè zhōng fǔ yì shè suǒ
阙便针。胸满更加噎塞，中府意舍所

xíng xiōng gé tíng liú yū xuè shèn shù jù liáo yí zhēng xiōng
行；胸膈停留瘀血，肾俞巨髎宜征。胸

mǎn xiàng jiàng shén cáng xuán jī yí shì bèi lián yāo tòng bái
满项强，神藏璇玑宜试；背连腰痛，白

huán wěi zhōng céng jīng jǐ jiàng xī shuǐ dào jīn suō mù rún xī
环委中曾经。脊强兮水道筋缩，目瞤兮

quán liáo dà yíng jìng bìng fēi lú xī ér bú yù qí fēng xū rán
颧髎大迎。痉病非颅息而不愈，脐风须然

gǔ ér yì xǐng wěi yáng tiān chí yè zhǒng zhēn ér sù sàn hòu
谷而易醒。委阳天池，腋肿针而速散；后

xī huán tiào tuǐ tòng cì ér jí qīng mèng yǎn bù níng lì duì
溪环跳，腿痛刺而即轻。梦魇不宁，厉兑

xiāng xié yú yǐn bái fā kuáng bēn zǒu shàng wǎn tóng qǐ yú
相谐于隐白；发狂奔走，上脘同起于

shén mén jīng jì zhēng chōng qǔ yáng jiāo jiě xī wù wù fǎn
神门。惊悸怔忡，取阳交解溪勿误；反

zhāng bēi kū zhàng tiān chōng dà héng xū jīng diān jí bì shēn
张悲哭，仗天冲大横须精。癫疾必身

zhù běn shén zhī mìng fā rè zhàng shào chōng qū chí zhī jīn suì
柱本神之命，发热仗少冲曲池之津。岁

rè shí xíng táo dào fù qiú fèi shù lǐ fēng xián cháng fā shén
热时行，陶道复求肺俞理；风痫常发，神
dào xū huán xīn shù níng shī hán shī rè xià liáo dìng jué hán jué
道须还心俞宁。湿寒湿热下髎定，厥寒厥
rè yǒng quán qīng hán lì wù hán èr jiān shū tōng yīn xì àn
热涌泉清。寒栗恶寒，二间疏通阴郄暗；
fán xīn ǒu tù yōu mén bì chè yù táng míng xíng jiān yǒng quán
烦心呕吐，幽门闭彻玉堂明。行间涌泉，
zhǔ xiāo kě zhī shèn jié yīn líng shuǐ fēn qù shuǐ zhǒng zhī qí
主消渴之肾竭；阴陵水分，去水肿之脐
yíng láo zhài chuán shī qū pò hù gāo huāng zhī lù zhòng xié
盈。痨瘵传尸，趋魄户膏肓之路；中邪
huò luàn xún yīn gǔ sān lǐ zhī chéng zhì dǎn xiāo huáng xié
霍乱，寻阴谷三里之程。治疸消黄，谐
hòu xī láo gōng ér kàn juàn yán shì wò wǎng tōng lǐ dà zhōng
后溪劳宫而看；倦言嗜卧，往通里大钟
ér míng ké sòu lián shēng fèi shù xū yíng tiān tū xué xiǎo
而明。咳嗽连声，肺俞须迎天突穴；小
biàn chì sè duì duān dú xiè tài yáng jīng cì cháng qiáng yǔ
便赤涩，兑端独泻太阳经。刺长强与
chéng shān shàn zhǔ cháng fēng xīn xià xuè zhēn sān yīn yǔ qì
承山，善主肠风新下血；针三阴与气
hǎi zhuān sī bái zhuó jiǔ yí jīng
海，专司白浊久遗精。

qiě rú huāng shù héng gǔ xiè wǔ lín zhī jiǔ jī yīn xì
且如肓俞横骨，泻五淋之久积；阴郄
hòu xī zhì dào hàn zhī duō chū pí xū gǔ yǐ bù xiāo pí shù
后溪，治盗汗之多出。脾虚谷以不消，脾俞
páng guāng shù mì wèi lěng shí ér nán huà hún mén wèi shù kān
膀胱俞觅；胃冷食而难化，魂门胃俞堪

zé bí zhì bì qǔ yín jiāo yǐng qì xū qiú fú bái dà dūn zhào
责。鼻痔必取龈交，瘿气须求浮白。大敦照
hǎi huàn hán shàn ér shàn juān wǔ lǐ bì nào shēng lì
海，患寒疝而善蠲；五里臂臑，生疬
chuāng ér néng zhì zhì yīn wū yì liáo yǎng jí zhī téng duō
疮而能治。至阴屋翳，疗痒疾之疼多；
jiān yú yáng xī xiāo yǐn fēng zhī rè jí
肩髃阳溪，消瘾风之热极。

yì yòu lùn fù rén jīng shì gǎi cháng zì yǒu dì jī xuè hǎi
抑又论妇人经事改常，自有地机血海；
nǚ zǐ shǎo qì lòu xuè bù wú jiāo xìn hé yáng dài xià chǎn
女子少气漏血，不无交信合阳。带下产
bēng chōng mén qì chōng yí shěn yuè cháo wéi xiàn tiān shū
崩，冲门气冲宜审；月潮违限，天枢
shuǐ quán xì xiáng jiān jǐng rǔ yōng ér jí xiào shāng qiū zhì liú
水泉细详。肩井乳痈而极效，商丘痔瘤
ér zuì liáng tuō gāng qū bǎi huì wěi yì zhī suǒ wú zǐ sōu yīn
而最良。脱肛趋百会尾翳之所，无子搜阴
jiāo shí guān zhī xiāng zhōng wǎn zhǔ hū jī lì wài qiū shōu hū
交石关之乡。中脘主乎积痢，外丘收乎
dà cháng hán nüè xī shāng yáng tài xī yàn xuán pǐ xī chōng
大肠。寒疟兮商阳太溪验，痃癖兮冲
mén xuè hǎi qiáng
门血海强。

fú yī nǎi rén zhī sī mìng fēi zhì shì ér mò wéi zhēn nǎi
夫医乃人之司命，非志士而莫为；针乃
lǐ zhī yuān wēi xū zhì rén zhī zhǐ jiào xiān jiū qí bìng yuán
理之渊微，须至人之指教。先究其病源，
hòu gōng qí xué dào suí shǒu jiàn gōng yìng zhēn qǔ xiào fāng
后攻其穴道，随手见功，应针取效。方

zhī xuán lǐ zhī xuán shǐ dá miào zhōng zhī miào cǐ piān bú
知玄理之玄，始达妙中之妙。此篇不

jìn lüè jǔ qí yào
尽，略举其要。

shèng yù gē
胜玉歌

shèng yù gē xī bù xū yán cǐ shì yáng jiā zhēn mì chuán
胜玉歌兮不虚言，此是杨家真秘传。

huò zhēn huò jiǔ yī fǎ yǔ bǔ xiè yíng suí suí shǒu niǎn
或针或灸依法语，补泻迎随随手捻。

tóu tòng xuàn yūn bǎi huì hǎo xīn téng pí tòng shàng wǎn xiān
头痛眩晕百会好，心疼脾痛上脘先。

hòu xī jiū wěi jí shén mén zhì liáo wǔ xián lì biàn quán
后溪鸠尾及神门，治疗五痫立便痊。

bì téng yào zhēn jiān jǐng xué ěr bì tīng huì mò chí yán
髀疼要针肩井穴，耳闭听会莫迟延。

wèi lěng xià wǎn què wéi liáng yǎn tòng xū mì qīng lěng yuān
胃冷下脘却为良，眼痛须觅清冷渊。

huò luàn xīn téng tǔ tán xián jù quē zhuó ài biàn ān rán
霍乱心疼吐痰涎，巨阙着艾便安然。

pí téng bèi tòng zhōng zhǔ xiè tóu fēng yǎn tòng shàng xīng zhuān
脾疼背痛中渚泻，头风眼痛上星专。

tóu xiàng jiàng jí chéng jiāng bǎo yá sāi téng jǐn dà yíng quán
头项强急承浆保，牙腮疼紧大迎全。

xíng jiān kě zhì xī zhǒng bìng chǐ zé néng yī jīn jū luán
行间可治膝肿病，尺泽能医筋拘挛。

ruò rén xíng bù kǔ jiān nán zhōng fēng tài chōng zhēn biàn quán
若人行步苦艰难，中封太冲针便痊。

jiǎo bèi tòng shí shāng qiū cì luǒ lì shào hǎi tiān jǐng biān
脚背痛时商丘刺，瘰疬少海天井边。

jīn téng bì jié zhī gōu xué　hàn zhǒng hóu bì shào shāng qián
筋疼闭结支沟穴，颔肿喉闭少商前。
pí xīn tòng jí xún gōng sūn　wěi zhōng qū liáo jiǎo fēng chán
脾心痛急寻公孙，委中驱疗脚风缠。
xiè què rén zhōng jí jiá chē　zhì liáo zhòng fēng kǒu tǔ mò
泻却人中及颊车，治疗中风口吐沫。
wǔ nüè hán duō rè gèng duō　jiān shǐ dà zhù zhēn miào xué
五疟寒多热更多，间使大杼真妙穴。
jīng nián huò biàn láo qiè zhě　pǐ mǎn qí páng zhāng mén jué
经年或变劳怯者，痞满脐旁章门决。
yē qì tūn suān shí bù tóu　dàn zhōng qī zhuàng chú gé rè
噎气吞酸食不投，膻中七壮除膈热。
mù nèi hóng tòng kǔ zhòu méi　sī zhú cuán zhú yì kān yī
目内红痛苦皱眉，丝竹攒竹亦堪医。
ruò shì tán xián bìng ké sòu　zhì què xū dāng jiǔ fèi shù
若是痰涎并咳嗽，治却须当灸肺俞。
gèng yǒu tiān tū yǔ jīn suō　xiǎo ér hǒu bì zì rán shū
更有天突与筋缩，小儿吼闭自然疏。
liǎng shǒu suān tòng nán zhí wù　qū chí hé gǔ gòng jiān yú
两手酸痛难执物，曲池合谷共肩髃。
bì téng bèi tòng zhēn sān lǐ　tóu fēng tóu tòng jiǔ fēng chí
臂疼背痛针三里，头风头痛灸风池。
cháng míng dà biàn shí xiè xiè　qí páng liǎng cùn jiǔ tiān shū
肠鸣大便时泄泻，脐旁两寸灸天枢。
zhū bān qì zhèng cóng hé zhì　qì hǎi zhēn zhī jiǔ yì yí
诸般气证从何治，气海针之灸亦宜。
xiǎo cháng qì tòng guī lái zhì　yāo tòng zhōng kōng xué zuì qí
小肠气痛归来治，腰痛中空穴最奇。
tuǐ gǔ zhuǎn suān nán yí bù　miào xué shuō yǔ hòu rén zhī
腿股转酸难移步，妙穴说与后人知。
huán tiào fēng shì jí yīn shì　xiè què jīn zhēn bìng zì chú
环跳风市及阴市，泻却金针病自除。

rè chuāng lián nèi nián nián fā xuè hǎi xún lái kě zhì zhī
热疮臁内年年发，血海寻来可治之。

liǎng xī wú duān zhǒng rú dǒu xī yǎn sān lǐ ài dāng shī
两膝无端肿如斗，膝眼三里艾当施。

liǎng gǔ zhuǎn jīn chéng shān cì jiǎo qì fù liū bù xū yí
两股转筋承山刺，脚气复溜不须疑。

huái gēn gǔ tòng jiǔ kūn lún gèng yǒu jué gǔ gòng qiū xū
踝跟骨痛灸昆仑，更有绝骨共丘墟。

jiǔ bà dà dūn chú shàn qì yīn jiāo zhēn rù xià tāi yī
灸罢大敦除疝气，阴交针入下胎衣。

yí jīng bái zhuó xīn shù zhì xīn rè kǒu chòu dà líng qū
遗精白浊心俞治，心热口臭大陵驱。

fù zhàng shuǐ fēn duō dé lì huáng dǎn zhì yáng biàn néng lí
腹胀水分多得力，黄疸至阳便能离。

gān xuè shèng xī gān shù xiè zhì jí cháng fēng cháng qiáng qī
肝血盛兮肝俞泻，痔疾肠风长强欺。

shèn bài yāo tòng xiǎo biàn pín dū mài liǎng páng shèn shù chú
肾败腰痛小便频，督脉两旁肾俞除。

liù shí liù xué shī yìng yàn gù chéng gē jué xiǎn zhēn qí
六十六穴施应验，故成歌诀显针奇。

xí hóng fù
席弘赋

fán yù xíng zhēn xū shěn xué yào míng bǔ xiè yíng suí jué
凡欲行针须审穴，要明补泻迎随诀。

xiōng bèi zuǒ yòu bù xiāng tóng hū xī yīn yáng nán nǚ bié
胸背左右不相同，呼吸阴阳男女别。

qì cì liǎng rǔ qiú tài yuān wèi yìng zhī shí xiè liè quē
气刺两乳求太渊，未应之时泻列缺。

liè quē tóu tòng jí piān zhèng zhòng xiè tài yuān wú bú yìng
列缺头痛及偏正，重泻太渊无不应。

ěr lóng qì pǐ tīng huì zhēn　yíng xiāng xué xiè gōng rú shén
耳聋气痞听会针，迎香穴泻功如神。

shéi zhī tiān tū zhì hóu fēng　xū chuǎn xū xún sān lǐ zhōng
谁知天突治喉风，虚喘须寻三里中。

shǒu lián jiān jǐ tòng nán rěn　hé gǔ zhēn shí yào tài chōng
手连肩脊痛难忍，合谷针时要太冲。

qū chí liǎng shǒu bù rú yì　hé gǔ xià zhēn yí zǐ xì
曲池两手不如意，合谷下针宜仔细。

xīn téng shǒu chàn shào hǎi jiān　ruò yào chú gēn mì yīn shì
心疼手颤少海间，若要除根觅阴市。

dàn huàn shāng hán liǎng ěr lóng　jīn mén tīng huì jí rú fēng
但患伤寒两耳聋，金门听会疾如风。

wǔ bān zhǒu tòng xún chǐ zé　tài yuān zhēn hòu què shōu gōng
五般肘痛寻尺泽，太渊针后却收功。

shǒu zú shàng xià zhēn sān lǐ　shí pǐ qì kuài píng cǐ qǔ
手足上下针三里，食癖气块凭此取。

jiū wěi néng zhì wǔ bān xián　ruò xià yǒng quán rén bù sǐ
鸠尾能治五般痫，若下涌泉人不死。

wèi zhōng yǒu jī cì xuán jī　sān lǐ gōng duō rén bù zhī
胃中有积刺璇玑，三里功多人不知。

yīn líng quán zhì xīn xiōng mǎn　zhēn dào chéng shān yǐn shí sī
阴陵泉治心胸满，针到承山饮食思。

dà zhù ruò lián cháng qiáng xún　xiǎo cháng qì tòng jí xíng zhēn
大杼若连长强寻，小肠气痛即行针。

wěi zhōng zhuān zhì yāo jiān tòng　jiǎo xī zhǒng shí xún zhì yīn
委中专治腰间痛，脚膝肿时寻至阴。

qì zhì yāo téng bù néng lì　héng gǔ dà dōu yí jiù jí
气滞腰疼不能立，横骨大都宜救急。

qì hǎi zhuān néng zhì wǔ lìn　gèng zhēn sān lǐ suí hū xī
气海专能治五淋，更针三里随呼吸。

qī mén xué zhǔ shāng hán huàn　liù rì guò jīng yóu wèi hàn
期门穴主伤寒患，六日过经犹未汗。

dàn xiàng rǔ gēn èr lèi jiān　yòu zhì fù rén shēng chǎn nán
但向乳根二肋间，又治妇人生产难。

ěr nèi chán míng yāo yù shé　xī xià míng cún sān lǐ xué
耳内蝉鸣腰欲折，膝下明存三里穴。

ruò néng bǔ xiè wǔ huì jiān　qiě mò xiàng rén róng yì shuō
若能补泻五会间，且莫向人容易说。

jīng míng zhì yǎn wèi xiào shí　hé gǔ guāng míng ān kě quē
睛明治眼未效时，合谷光明安可缺。

rén zhōng zhì diān gōng zuì gāo　shí sān guǐ xué bù xū ráo
人中治癫功最高，十三鬼穴不须饶。

shuǐ zhǒng shuǐ fēn jiān qì hǎi　pí nèi suí zhēn qì zì xiāo
水肿水分兼气海，皮内随针气自消。

lěng sòu xiān yí bǔ hé gǔ　què xū zhēn xiè sān yīn jiāo
冷嗽先宜补合谷，却须针泻三阴交。

yá chǐ zhǒng tòng bìng yān bì　èr jiān yáng xī jí zěn táo
牙齿肿痛并咽痹，二间阳溪疾怎逃。

gèng yǒu sān jiān shèn shù miào　shàn chú jiān bèi fú fēng láo
更有三间肾俞妙，善除肩背浮风劳。

ruò zhēn jiān jǐng xū sān lǐ　bú cì zhī shí qì wèi tiáo
若针肩井须三里，不刺之时气未调。

zuì shì yáng líng quán yì xué　xī jiān téng tòng yòng zhēn shāo
最是阳陵泉一穴，膝间疼痛用针烧。

wěi zhōng yāo tòng jiǎo luán jí　qǔ dé qí jīng xuè zì tiáo
委中腰痛脚挛急，取得其经血自调。

jiǎo tòng xī zhǒng zhēn sān lǐ　xuán zhōng èr líng sān yīn jiāo
脚痛膝肿针三里，悬钟二陵三阴交。

gèng xiàng tài chōng xū yǐn qì　zhǐ tóu má mù zì qīng piāo
更向太冲须引气，指头麻木自轻飘。

zhuǎn jīn mù xuàn zhēn yú fù　chéng shān kūn lún lì biàn xiāo
转筋目眩针鱼腹，承山昆仑立便消。

dù téng xū shì gōng sūn miào nèi guān xiāng yìng bì rán chōu
肚疼须是公孙妙，内关相应必然瘳。
lěng fēng lěng bì jí nán yù huán tiào yāo shù zhēn yǔ shāo
冷风冷痹疾难愈，环跳腰俞针与烧。
fēng chí fēng fǔ xún dé dào shāng hán bǎi bìng yì shí xiāo
风池风府寻得到，伤寒百病一时消。
yáng míng èr rì xún fēng fǔ ǒu tù hái xū shàng wǎn liáo
阳明二日寻风府，呕吐还须上脘疗。
fù rén xīn tòng xīn shù xué nán zǐ xuán pǐ sān lǐ gāo
妇人心痛心俞穴，男子痃癖三里高。
xiǎo biàn bú jìn guān yuán hǎo dà biàn bì sè dà dūn shāo
小便不禁关元好，大便闭涩大敦烧。
kuān gǔ tuǐ téng sān lǐ xiè fù liū qì zhì biàn lí yāo
髋骨腿疼三里泻，复溜气滞便离腰。
cóng lái fēng fǔ zuì nán zhēn què yòng gōng fū duó qiǎn shēn
从来风府最难针，却用工夫度浅深。
tǎng ruò páng guāng qì wèi sàn gèng yí sān lǐ xué zhōng xún
倘若膀胱气未散，更宜三里穴中寻。
ruò shì qī shàn xiǎo fù tòng zhào hǎi yīn jiāo qū quán zhēn
若是七疝小腹痛，照海阴交曲泉针。
yòu bú yìng shí qiú qì hǎi guān yuán tóng xiè xiào rú shén
又不应时求气海，关元同泻效如神。
xiǎo cháng qì cuō tòng lián qí sù xiè yīn jiāo mò zài chí
小肠气撮痛连脐，速泻阴交莫再迟。
liáng jiǔ yǒng quán zhēn qǔ qì cǐ zhōng xuán miào shǎo rén zhī
良久涌泉针取气，此中玄妙少人知。
xiǎo ér tuō gāng huàn duō shí xiān jiǔ bǎi huì cì jiū wěi
小儿脱肛患多时，先灸百会次鸠尾。
jiǔ huàn shāng hán jiān bèi tòng dàn zhēn zhōng zhǔ dé qí yí
久患伤寒肩背痛，但针中渚得其宜。
jiān shàng tòng lián qí bù xiū shǒu zhōng sān lǐ biàn xū qiú
肩上痛连脐不休，手中三里便须求。